ARTERIOSKLEROSE

Wichtiger Hinweis zur Benutzung dieses Ratgebers

Neben der Beschreibung der Krankheitsbilder verweist dieser Ratgeber auf die Behandlung mit Hilfe homöopathischer Heilmethoden und natürlicher Heilmittel. Dieser Ratgeber kann nicht den Arztbesuch ersetzen. Er soll lediglich die alternative Selbstheilung aufzeigen. Hinweise zu den einzelnen Beschwerden sind unbedingt zu beachten, genauso wie die angegebenen Dosierungsvorschriften. Gehen Sie vor allem kein Risiko ein – suchen Sie schnellstmöglich einen Arzt oder Apotheker auf – wenn Unsicherheiten über die Schwere und den Verlauf der Krankheit auftreten.

Die Naturmedizin kommt nicht ohne die heilende Wirkung von Giftpflanzen aus. Bei der Verwendung giftiger Pflanzen ist besondere Vorsicht geboten. Halten Sie sich streng an die angegebenen Dosierungen. Giftige Heilmittel und Pflanzen müssen vor dem Zugriff von Kindern geschützt und sicher aufbewahrt werden. Sollte es dennoch zur missbräuchlichen Verwendung giftiger Pflanzen kommen, konsultieren Sie unverzüglich einen Arzt oder Apotheker.

In allen Fällen steht Ihnen unter der Rufnummer
Berlin: (030) 1924-0, Bonn: (0228) 1924-0, Hamburg: (040) 1924-0, München: (089) 1924-0 auch die Hotline der Giftzentrale für eine sofortige Beratung zur Verfügung.

Der Begriff „Droge“, wie er in diesem Ratgeber bei den Beschreibungen von Heilpflanzen häufig verwendet wird, basiert auf dem pharmazeutischen Fachbegriff: „Droge = zu Arzneien verwendeter pflanzlicher oder tierischer Stoff“. Dies ist ein feststehender Terminus aus der medizinischen Wissenschaft und nicht zu verwechseln mit der Bezeichnung „Droge“ für Rauschmittel, wie sie umgangssprachlich verwendet wird.

Inhalt

Vorwort

„Gesund sein und gesund bleiben" – ist das Motto dieser kleinen Ratgeberreihe, die eine Vielzahl von Einzelthemen umfasst.

Meinem verlegerischen Entschluss, ein solch umfangreiches Kompendium herauszugeben, ging die erklärte Absicht voraus, das gesamte – sehr weit reichende und umfassende Gebiet der Medizin und Gesundheit in einer Vielzahl von einzelnen Themenbüchern darzubieten. Dem Verbraucher sollte somit die Möglichkeit geboten werden, sich ausschließlich mit den Inhalten befassen zu können, die ihn in seinen derzeitigen Lebensumständen interessieren und mit denen er sich gezielt auseinandersetzen möchte. Dass dies in einer preiswerten Form möglich sein musste, war für mich eine weitere Maxime.

Die Verfasser hatten den Auftrag, die oftmals nur schwer verständliche Ausdrucksform der medizinischen Wissenschaft und Diagnostik in einer für Jedermann lesbaren Form zu präsentieren – auch das war mir ein wichtiges Anliegen, bei der Zusammenstellung der Inhalte.

Es mag in ferner Zukunft nicht mehr ungewöhnlich sein, durch Weiterentwicklungen in der medizinischen Wissenschaft, defekte Organe oder verschlissene Körperteile auszutauschen, wie Ersatzteile im Auto. Heute jedoch müssen wir uns damit abfinden, dass die wichtigste Aufgabe in unserem Leben nach wie vor darin besteht, mit unserem eigenen Körper so lange wie möglich auszukommen.

Durch gezielte Aufklärung über Krankheitsbilder und das rechtzeitige Erkennen von typischen Symptomen, wozu natürlich auch regelmäßig durchgeführte Vorsorgeuntersuchungen gehören, können wir uns vor dem Schlimmsten bewahren.

Natürliche Heilmittel, die uns die Natur in grandioser Vielfalt bietet, sind in den meisten Fällen lebensbegleitende Hilfe. Grund genug, im Inhalt dieser Ratgeber dem Bereich der Selbsthilfe breiten Raum zu widmen.

Heute wie in Zukunft gilt der medizinische Leitsatz: „Vorbeugen ist besser als Heilen" – denn schließlich ist Gesundheit unser wichtigstes Gut.

Auf dem Weg „gesund zu sein und zu bleiben" wünsche ich Ihnen viel Erfolg!

Ihr

Siegfried Lapawa

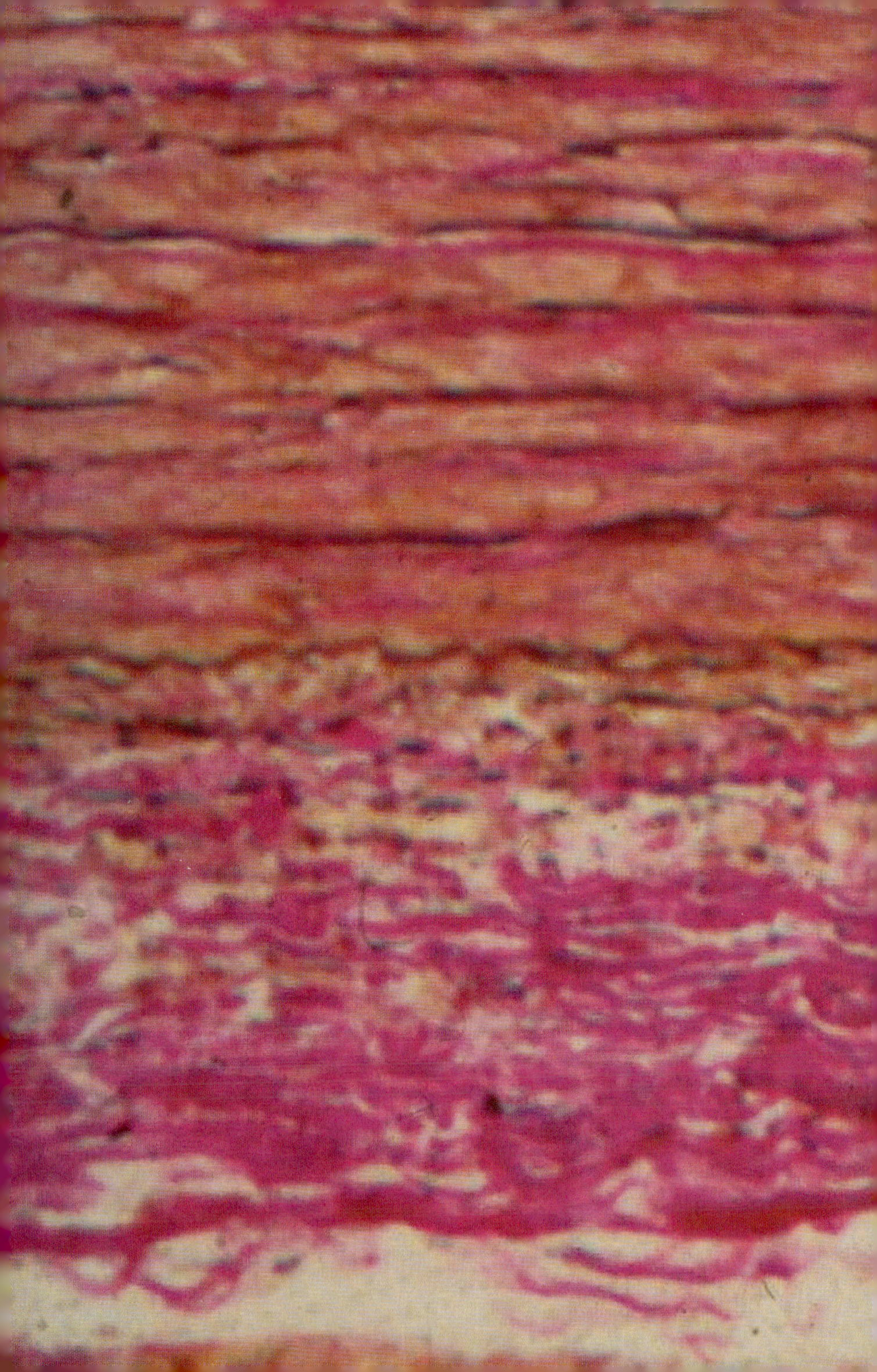

Krankheitsbild

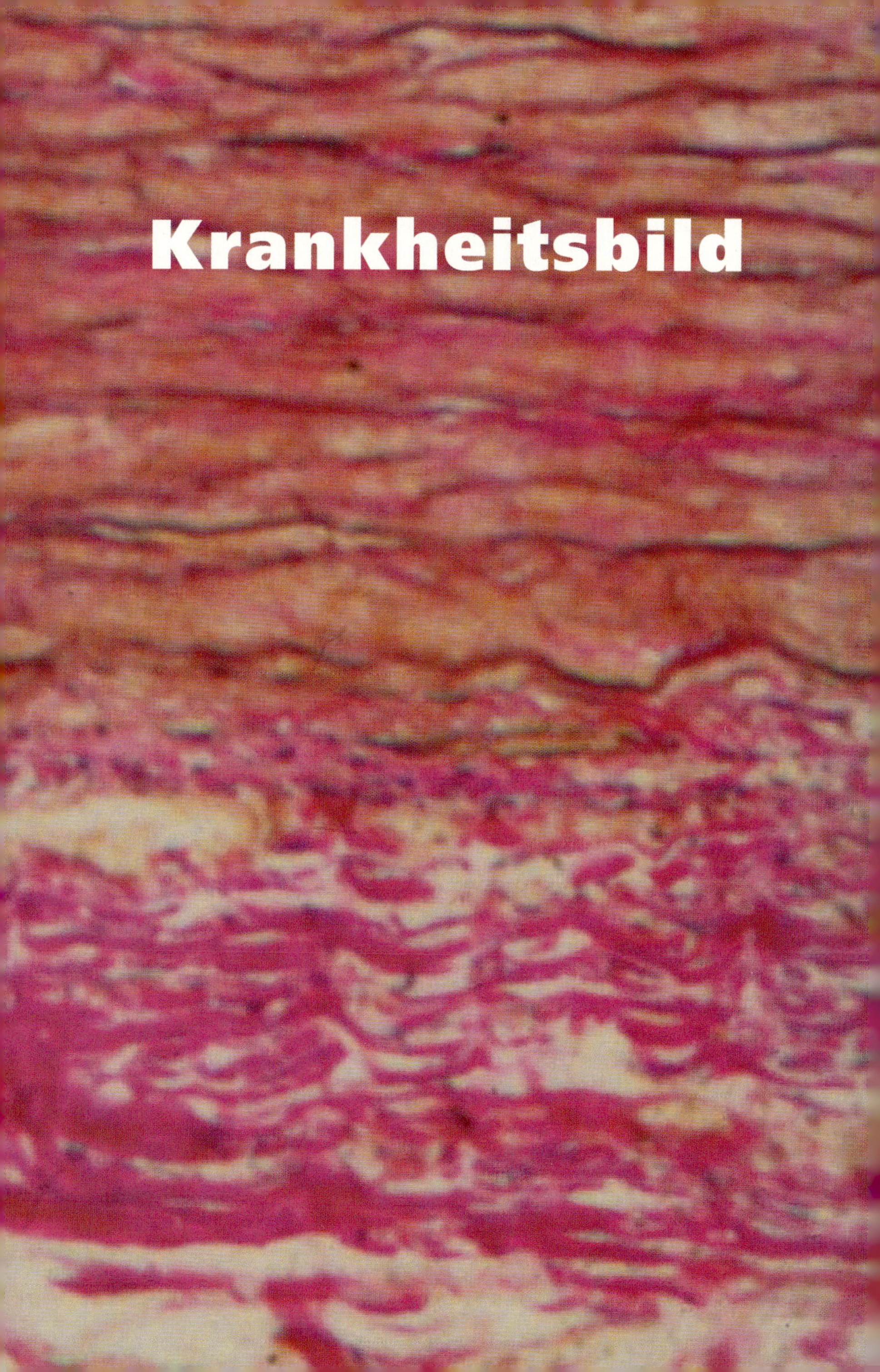

Der arteriosklerotische Prozess

Früher oder später erscheinen die Fettablagerungen, die sich mit zunehmendem Alter in allen Blutgefäßen ansammeln, auch in den Arterien. Manche Arterien sind stark, andere dagegen kaum betroffen. Es ist insgesamt ein beinahe launischer Prozess, obwohl eine Bevorzugung bestimmter Gefäße besteht. Zuerst sind es:

- die Körperschlagader (Aorta), und zwar vor allem der Bauch- und dann der Brustabschnitt;
- die Kranzschlagadern, die das Herz versorgen;
- die Gehirnarterien.

In zweiter Linie finden sich Fettablagerungen in den Gefäßen, die die Nieren und Beine mit sauerstoffreichem Blut versorgen.
Viele Fasern der Arterienwand verlieren ihre ursprüngliche Struktur und degenerieren zu minderwertigem Bindegewebe. Das ist die eigentliche Sklerose (wörtlich versteht man unter Sklerose alte, starre Blutgefäße). Die große Gefahr der atheromatösen und körnigen Massen besteht darin, dass sich verschiedene Stücke davon loslösen können oder sich ein Blutgerinnsel bildet, das dann abbricht, mit dem Blutstrom mitschwimmt und schließlich ein engeres Gefäß irgendwo im Kreislaufsystem verstopft.
Mit dem Zusammenbruch der Gefäßwände verändert sich die Elastizität, die von grundlegender Bedeutung für die Funktion der Arterien ist. Die inneren und mittleren Schichten der betroffenen Arterienwand werden dick und hart. Die elastischen Fasern verdicken sich und verlieren ihre charakteristischen Eigenschaften. Das kann Dehnungen der Blutgefäße ergeben, die dabei gelegentlich ein gewundenes Aussehen erhalten. Wenn ein solches Blutgefäß nahe der Körperoberfläche liegt, ist diese Veränderung der Arterienwand sichtbar und sogar zu tasten. Zunehmende Starrheit und der Elastizitätsverlust beeinflussen Bluttransport und Blutdruck, die beide voneinander abhängig sind. Dies trifft besonders bei der Aorta zu.

Wirkung auf die Organe

Die Sklerose der Blutgefäße hat ernsthafte Folgen für die Organe, die mit sauerstoffreichem Blut versorgt werden müssen. Die Verdickung der Blutgefäßwände verengt die Möglichkeit des Durchgangs. Es strömt weniger Blut zu den betreffenden Organen. Außerdem verstopfen u. U. weggebrochene Stücke der verhärteten Arterienwand oder abgerissene Blutgerinnsel, die sich gebildet haben, die engen Arteriolen.

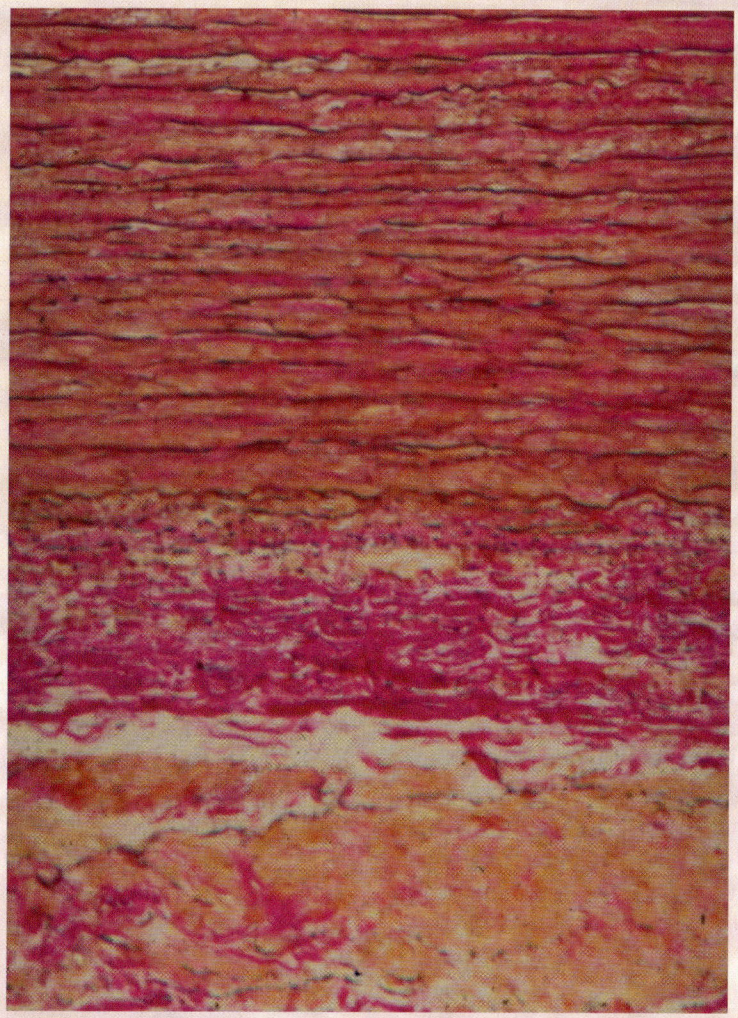

Histologischer Schnitt durch eine Arterie. Veränderungen des Gefäßinhalts bewirken Läsionen des Endothels. Arteriosklerose beginnt, wenn weiße Blutkörperchen, sogenannte Monozyten, aus dem Blut in die Arterienwand eindringen und dort zu Zellen umgebaut werden, die fettige Substanzen aufnehmen. Mit der Zeit bilden sich verdickte Stellen (Plaques) an der inneren Gefäßwand.

Wie schon erwähnt, tritt die Sklerose hauptsächlich in den Arterien des Herzens, des Gehirns und in der Aorta auf. Es ist lebenswichtig, dass Herz und Gehirn gut funktionieren. Aber gerade die Blutversorgung dieser Organe erleidet durch die Arteriosklerose den meisten Schaden, besonders im Alter.

Risikofaktoren

Es gibt eine ganze Reihe fördernder, sog. „Risikofaktoren". Die wichtigsten sind: zu hoher Gehalt des Blutes an fettartigen Substanzen (Cholesterinspiegel), zu hoher Blutdruck, psychische Stresssituationen und krankhafte Veränderungen der Blutgerinnungsfähigkeit.
Ein zu hoher Blutfettgehalt ist wohl der ausschlaggebende Faktor und gleichzeitig der am einfachsten zu bekämpfende – wenigstens bis zu einem gewissen Grad. Man sollte bedenken, dass allein in einem Wohlstandsland wie den Vereinigten Staaten in der letzten Zeit jährlich etwa eine Million Menschen an Herz- und Gehirnerkrankungen starben. Die meisten dieser Todesfälle sind auf die Folgen einer Arteriosklerose zurückzuführen.
Eingehende und ausgedehnte Forschungsarbeiten der letzten Jahre lassen deutlich erkennen, dass ein ursächlicher Zusammenhang zwischen einem hohen Anteil bestimmter fettartiger Substanzen in der Nahrung und im Blut einerseits und dem Auftreten einer zur Arteriosklerose führenden Arterienverfettung andererseits besteht. Es wird vielleicht unmöglich sein, die Krankheit gänzlich auszurotten. Die Anzahl der Todesfälle jedoch wäre mit durchgreifenden Vorsorgemaßnahmen durchaus zu verringern. Die Forschungsarbeit auf verschiedenen Gebieten der Wissenschaft lieferte viele wichtige Informationen. Es wurden ausführliche Untersuchungen über den Zusammenhang zwischen dem Vorkommen von Arteriosklerose in bestimmten Bevölkerungsgruppen und ihren Ernährungsgewohnheiten angestellt. Man führte zahllose Tierexperimente durch. Die Krankheitsmanifestationen und -symptome von Patienten, die an den Folgen einer Arteriosklerose gestorben waren, wurden eingehend untersucht, um Art und Ursache der Gefäßveränderung zu identifizieren.

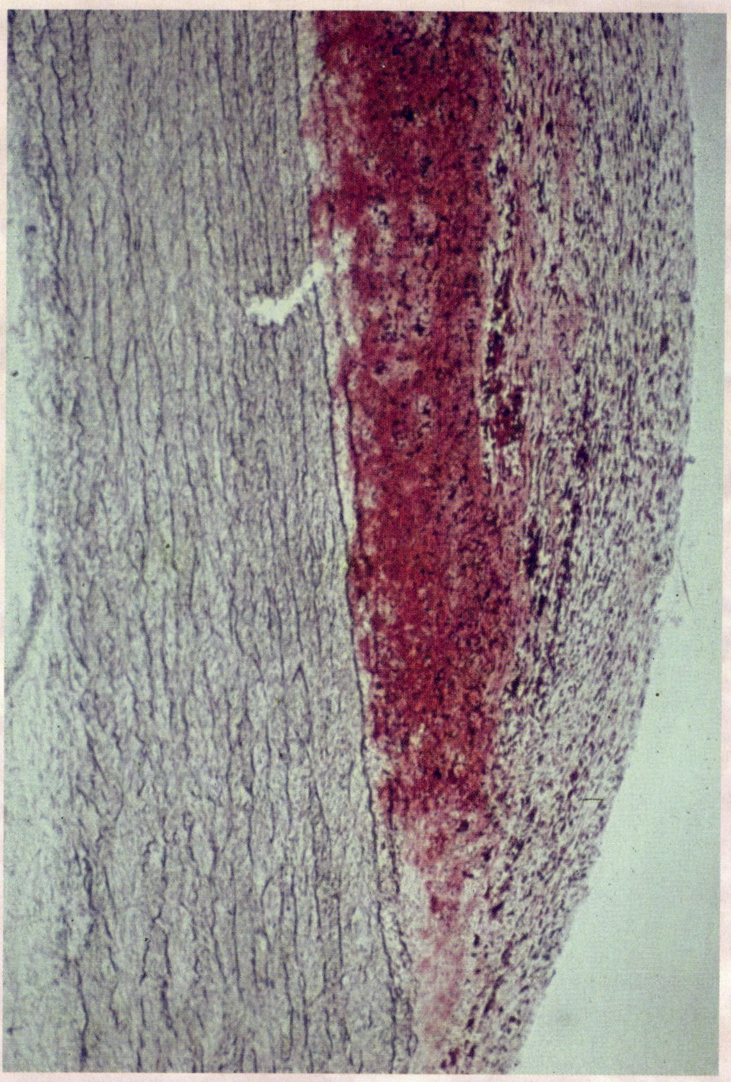

Histologischer Schnitt durch eine Arterie. Veränderungen des Gefäßinhalts bewirken Läsionen des Endothels. Fortschreitende Blutgefäßverengung, hervorgerufen durch die zunehmende Ablagerung von Lipiden in der Gefäßwand

Ernährungsgewohnheiten

Die Arteriosklerose wird mit Recht als Wohlstandskrankheit betrachtet. In armen Ländern ist die Erkrankung nahezu unbekannt. Die Nahrung enthält dort viel weniger Fette und ist auch in ihrer sonstigen Zusammensetzung ungefährlicher, was das Auslösen einer Verfettung und Verkalkung der Gefäße betrifft. Die Wohlstandsnatur dieser Krankheit wird noch deutlicher durch die Tatsache illustriert, dass die Anzahl der Arteriosklerosekranken in Westeuropa und Amerika besonders hoch ist. Zu Kriegszeiten und zu Zeiten wirtschaftlicher Not kommt die Arteriosklerose viel seltener vor. Das war auch in den westlichen Ländern während des 2. Weltkriegs festzustellen.
Eine Besonderheit der Arterienverkalkung ist also, dass sie nicht wie die meisten anderen Krankheiten durch einen Mangel an irgendeiner Substanz verursacht wird, sondern im Gegenteil durch ein Zuviel. Mit dem Ansteigen des Wohlstands nimmt auch die Arteriosklerose-Morbidität zu. Dass aber nicht allein der Wohlstand, sondern auch bestimmte Ernährungsgewohnheiten eine Rolle spielen, macht die geografische Verbreitung dieser Gefäßerkrankung deutlich. Näher am Äquator, vor allem in den südeuropäischen Ländern und in Nordafrika, ist die Krankheit viel seltener.
Mit zunehmender Entfernung vom Äquator nimmt sie auf der südlichen Hemisphäre – z.B. in Südafrika und Südamerika – wieder zu. Auch dies steht mit den Ernährungsgewohnheiten in Zusammenhang. In den nördlichen Ländern werden mehr Fette, Stärke und Eier gegessen. In den südeuropäischen Ländern besteht dagegen die Nahrung – u. a. aufgrund wirtschaftlicher Umstände – zum größten Teil aus billigerem Fisch, der viel weniger Fett und stärkeähnliche Substanzen, dafür aber mehr Eiweiß enthält.

Cholesterin

Die meisten Mediziner und Ernährungswissenschaftler sind sich darüber einig, dass der Cholesterinspiegel des Blutes durch die mit der Nahrung aufgenommenen Fettsorten beeinflusst (erhöht oder erniedrigt) werden kann. Speisefette und Öle enthalten drei verschiedene Arten von Fettsäuren: gesättigte, einfach ungesättigte und mehrfach ungesättigte. Sie scheinen den Cholesterinspiegel unterschiedlich zu beeinflussen. Gesättigte Fettsäuren haben die Tendenz, ihn zu erhöhen, mehrfach ungesättigte erniedrigen ihn eher, einfach ungesättigte Fettsäuren bleiben ohne Auswirkung. Die tierischen Hartfette haben einen hohen Anteil an gesättigten Fettsäuren. Die meisten pflanzlichen Öle sind – wie auch die Fischöle – reich an mehrfach ungesättigten Fettsäuren. Flüssige Pflanzenöle, die industriell gehärtet wurden, dann also eine feste Konsistenz haben, verlieren einen großen Teil ihrer ungesättigten Fettsäuren. Manche Margarinearten jedoch werden einer Spezialbehandlung unterzogen, bei der die cholesterinspiegelerniedrigenden Fettsäuren erhalten bleiben. Man kann also nicht einfach sagen, jegliche fettartige Substanz im Blut erhöhe den Cholesterinspiegel.

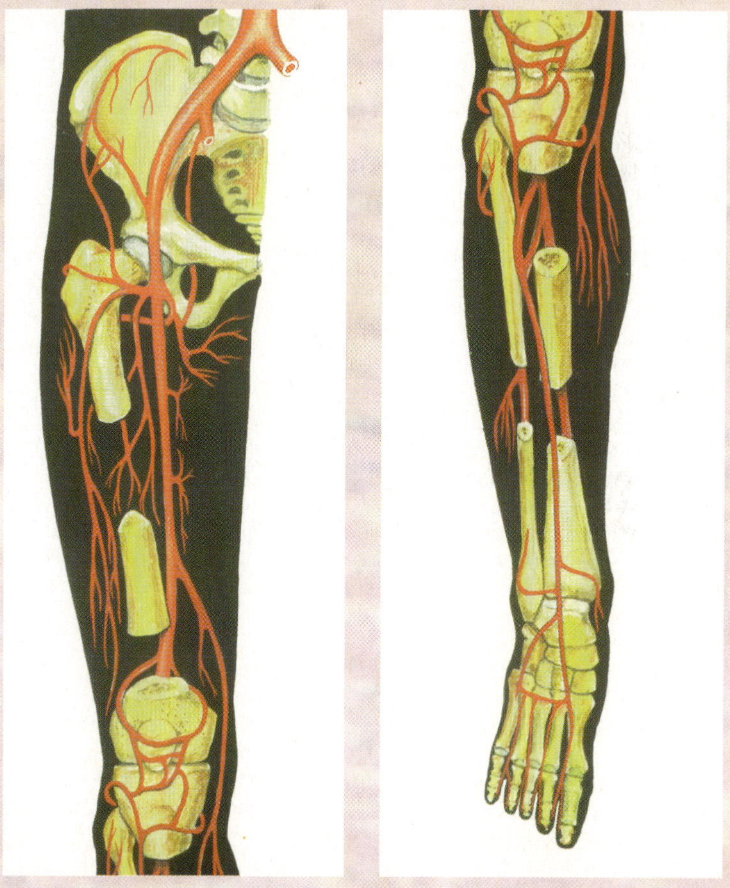

Mönckeberg-Sklerose: Arteriosklerose mit steinharten, häufig spangenförmigen Verkalkungen in der Tunica media von Extremitätenarterien. Die wichtigsten Schlagadern der unteren Gliedmaße und des Unterschenkels.

Prophylaxe

Bei der Prophylaxe der Arteriosklerose, der Empfehlung von Vorsorge- und Verhütungsmaßnahmen, bei der eine ausgewogene Ernährung von grundlegender Bedeutung ist, muss also nicht nur auf eine Einschränkung der cholesterinhaltigen Nahrungsmittel geachtet werden, sondern auch auf ein ausgewogenes Verhältnis der Fette. Bei der Untersuchung möglicher Arterioskleroseursachen nahmen die fettartigen Substanzen in Blut und Nahrung eine zentrale Stellung ein. Es hat sich jedoch herausgestellt, dass es sich um einen sehr komplizierten Prozess handelt, bei dem neben den Gefäßveränderungen auch Blutdruck, Blutgerinnung, psychische Spannungszustände, mangelnde Körperbewegung, ein zu hohes Körpergewicht und noch viele andere Faktoren eine wichtige Rolle spielen.

Es ist deshalb immer daran zu denken, dass am Entstehen einer Arteriosklerose nicht nur ein oder zwei Faktoren, sondern mehr oder weniger stark ausgeprägte Kombinationen beteiligt sind.

Im Grunde sind alle zusammengenommen die auslösenden Ursachen der Arterienverkalkung und damit auch des Herzinfarkts und der Hirnblutungen.

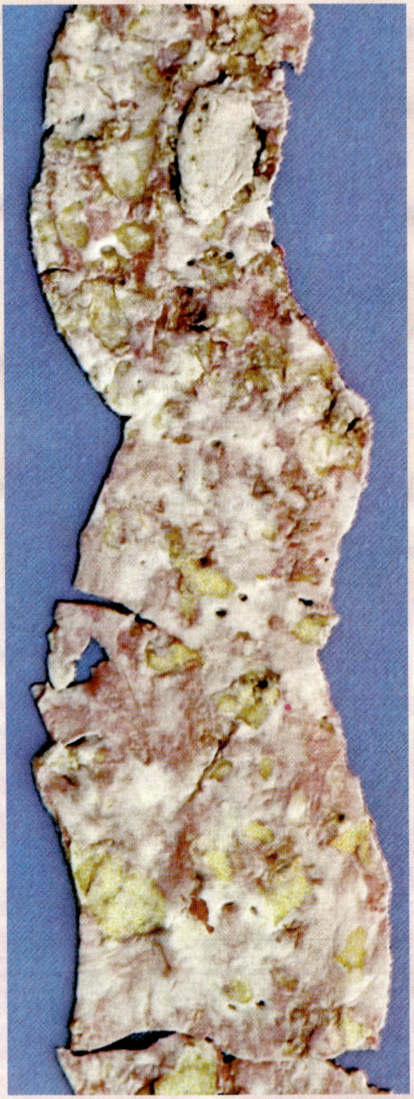

Ulzeröse Plaques und Thromben in den Innenflächen der aufgeschnittenen Aorta abdominalis

Wichtige Fragen und Antworten zu Arteriosklerose

Wie kann der Arzt feststellen, wie rasch eine Arteriosklerose fortschreitet?
Mit regelmäßigen Untersuchungen des Patienten und Vergleich der einzelnen Befunde.

Was ist der Entstehungsmechanismus der Krankheit?
Früher oder später erscheinen die Fettablagerungen, die sich mit zunehmendem Alter in allen Blutgefäßen ansammeln, auch in den Arterien. Manche Arterien sind stark, andere dagegen kaum betroffen. Es ist insgesamt ein beinahe launischer Prozess, obwohl eine Bevorzugung bestimmter Gefäße besteht. Zuerst sind es:

- die Körperschlagader (Aorta), und zwar vor allem der Bauch- und dann der Brustabschnitt;
- die Kranzschlagadern, die das Herz versorgen;
- die Gehirnarterien.

Warum tritt die Arteriosklerose bei manchen Menschen schon in einem früheren Alter als bei anderen ein?
Vermutlich gibt es eine angeborene Anlage bei manchen Menschen, die ein frühzeitigeres Auftreten der Arteriosklerose begünstigt. Die Entwicklung der Arteriosklerose scheint von den individuellen Stoffwechselverhältnissen und den Ernährungsgewohnheiten beeinflusst zu werden.

Welche Menschen neigen in höheren Masse dazu, frühzeitig eine Arteriosklerose zu bekommen?

- Zuckerkranke
- Übergewichtige
- Menschen mit hohem Blutdruck
- Menschen mit besonders hohem Fettgehalt des Blutes

Wichtige Fragen und Antworten zu Arteriosklerose

Wie ist das Kreislaufsystem gebaut?

Das Kreislaufsystem besteht aus hintereinander und parallel geschalteten Gefäßen. Insgesamt sind alle Gefäße zusammen etwa 100.000 km lang. Es gibt verschieden dicke Gefäße; grundsätzlich gilt, dass die Gefäße feiner werden, je weiter sie in das zu versorgende Organ hineinreichen. Das sauerstoffreiche Blut wird über Arterien zu den Organen gebracht und über Venen wieder zum Herzen zurücktransportiert. Die Arterien haben meistens eine dickere Gefäßwand als Venen, da sie höhere Drücke aushalten müssen. Die Venen besitzen sog. Venenklappen, die das Zurückfließen des Blutes in Richtung Schwerkraft verhindern.

Was ist die Arteriosklerose?

Arteriosklerose oder Atherosklerose ist ein Krankheitsprozess, bei dem zunächst fettartige Substanzen (Lipide), später Kalziumkristalle in der Gefäßwand abgelagert werden. Das führt zu einem Elastizitätsverlust der Arterien durch Verhärtung und Versteifung. Die Folgen dieser Erkrankung hängen davon ab, welche Gefäße betroffen sind: Eine Sklerose der Herzkranzgefäße kommt sehr häufig vor. Angina Pectoris und Herzinfarkt werden dadurch verursacht.

Was versteht man unter Arterienverkalkung?

Arterienverkalkung ist ein volkstümlicher Ausdruck für Arteriosklerose oder Atherosklerose. In den arteriosklerotischen Bezirken der Gefäßwand können sich tatsächlich Kalksalze ablagern, doch sind sie nicht das wichtigste Element der Veränderungen.

Welche Ursachen hat die Arteriosklerose?

Bei dieser Krankheit, die jedes Jahr Millionen von Opfern in der ganzen Welt fordert, handelt es sich nicht um eine einfache Verkalkung. Es spielen sich dabei eine Reihe von Veränderungen im Blut und in den Gefäßwänden ab. In den zivilisierten Ländern werden mehr als 40 % der Todesfälle im mittleren Lebensalter diesem Zustand und seinen Folgen zugeschrieben. Die alarmierend hohe Zahl veranlasste die Weltgesundheitsorganisation, Herz- und Gefäßkrankheiten an die erste Stelle der Dringlichkeitsliste für weltweite Erforschung zu setzen. Das geschah in der Hoffnung, herauszufinden, wie die Prozentzahl der Todesfälle durch eine Anzahl einfacher Maßnahmen wie Diät, körperliches Training und Vermeiden von seelischen Stresssituationen reduziert werden kann.

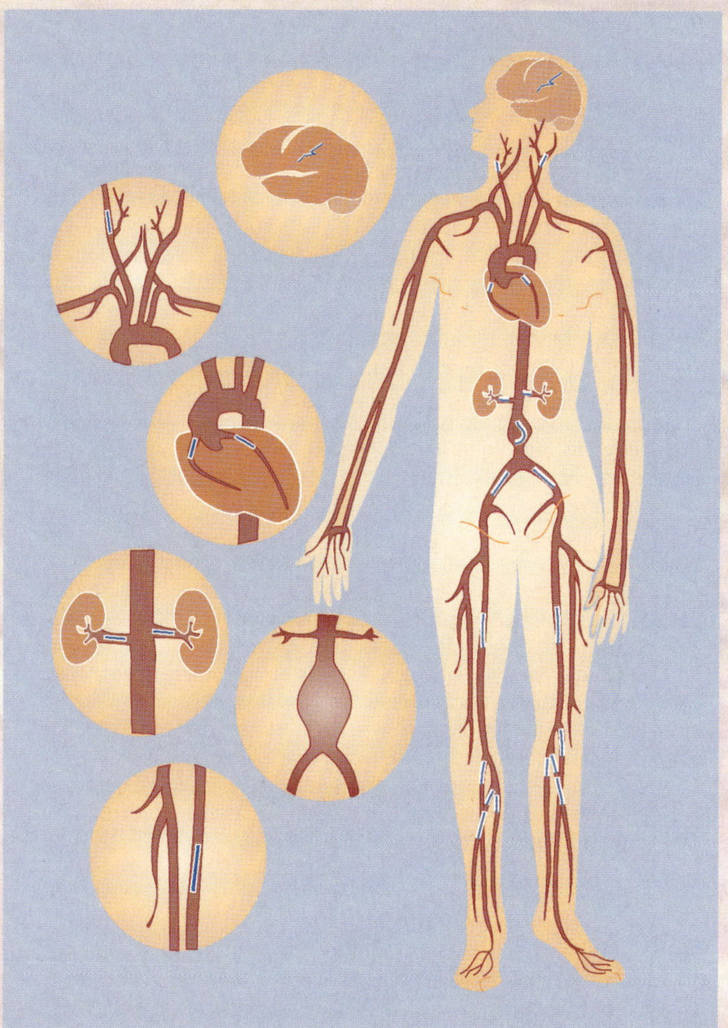

Bevorzugte Gefäßgebiete der Arteriosklerose. Die Sklerose kann schwere Funktionsstörungen von Organen verursachen, die mit sauerstoffreichem Blut versorgt werden müssen. Häufig sind die Arterien des Herzens, der Nieren, des Gehirns sowie die Aorta von Gefäßwandveränderungen bzw. Gefäßverschlüssen betroffen.

Wichtige Fragen und Antworten zu Arteriosklerose

Wie entsteht die Sklerose?
Viele Fasern der Arterienwand verlieren ihre ursprüngliche Struktur und degenerieren zu minderwertigem Bindegewebe. Das ist die eigentliche Sklerose (wörtlich versteht man unter Sklerose alte, starre Blutgefäße). Die große Gefahr der atheromatösen und körnigen Massen besteht darin, dass sich verschiedene Stücke davon loslösen können oder sich ein Blutgerinnsel bildet, das dann abbricht, mit dem Blutstrom mitschwimmt und schließlich ein engeres Gefäß irgendwo im Kreislaufsystem verstopft. Mit dem Zusammenbruch der Gefäßwände verändert sich die Elastizität, die von grundlegender Bedeutung für die Funktion der Arterien ist. Die inneren und mittleren Schichten der betroffenen Arterienwand werden dick und hart. Die elastischen Fasern verdicken sich und verlieren ihre charakteristischen Eigenschaften. Das kann Dehnungen der Blutgefäße ergeben, die dabei gelegentlich ein gewundenes Aussehen erhalten. Wenn ein solches Blutgefäß nahe der Körperoberfläche liegt, ist diese Veränderung der Arterienwand sichtbar und sogar zu tasten. Zunehmende Starrheit und der Elastizitätsverlust beeinflussen Bluttransport und Blutdruck, die beide voneinander abhängig sind. Dies trifft besonders bei der Aorta zu.

Welche Wirkung hat die Sklerose auf die Organe?
Die Sklerose der Blutgefäße hat ernsthafte Folgen für die Organe, die mit sauerstoffreichem Blut versorgt werden müssen. Die Verdickung der Blutgefäßwände verengt die Möglichkeit des Durchgangs. Es strömt weniger Blut zu den betreffenden Organen. Außerdem verstopfen u. U. weggebrochene Stücke der verhärteten Arterienwand oder abgerissene Blutgerinnsel, die sich gebildet haben, die engen Arteriolen. Wie schon erwähnt, tritt die Sklerose hauptsächlich in den Arterien des Herzens, des Gehirns und in der Aorta auf. Es ist lebenswichtig, dass Herz und Gehirn gut funktionieren. Aber gerade die Blutversorgung dieser Organe erleidet durch die Arteriosklerose den meisten Schaden, besonders im Alter.

Können Konzentrationsstörungen oder Vergesslichkeit frühe Symptome der Arteriosklerose sein?
Theoretisch ja. Es besteht die Möglichkeit, dass sie ein Anzeichen für Sklerose der Gehirnarterien sind. Doch man sollte dabei nicht vergessen, dass solche Symptome bei vielen Erkrankungen des Nervensystems vorkommen oder auch einfach nur ein Anzeichen für Überarbeitung sein können.

Wichtige Fragen und Antworten zu Arteriosklerose

Welche geografischen und klimatischen Bedingungen sind für Arteriosklerosepatienten am besten?

Am besten sind Mittelgebirge (800 bis 1000 m) oder Küste. Vom Aufenthalt im Hochgebirge ist vor allem abzuraten, weil dort eine geringere Sauerstoffkonzentration in der Luft herrscht. Besonders bei Patienten mit fortgeschrittenen Läsionen macht sich dies negativ bemerkbar. Aber auch der Blutdruckanstieg durch das Nachlassen des atmosphärischen Drucks in der Höhe ist für sie schädlich.

Was sind Risikofaktoren für Arteriosklerose?

Es gibt eine ganze Reihe fördernder sog. „Risikofaktoren". Die wichtigsten sind: zu hoher Gehalt des Blutes an fettartigen Substanzen (Cholesterinspiegel), zu hoher Blutdruck, psychische Stresssituationen und krankhafte Veränderungen der Blutgerinnungsfähigkeit. Ein zu hoher Blutfettgehalt ist wohl der ausschlaggebende Faktor und gleichzeitig der am einfachsten zu bekämpfende – wenigstens bis zu einem gewissen Grad. Man sollte bedenken, dass allein in einem Wohlstandsland wie den Vereinigten Staaten in der letzten Zeit jährlich etwa eine Million Menschen an Herz- und Gehirnerkrankungen starben. Die meisten dieser Todesfälle sind auf die Folgen einer Arteriosklerose zurückzuführen. Eingehende und ausgedehnte Forschungsarbeiten der letzten Jahre lassen deutlich erkennen, dass ein ursächlicher Zusammenhang zwischen einem hohen Anteil bestimmter fettartiger Substanzen in der Nahrung und im Blut einerseits und dem Auftreten einer zur Arteriosklerose führenden Arterienverfettung andererseits besteht. Es wird vielleicht unmöglich sein, die Krankheit gänzlich auszurotten. Die Anzahl der Todesfälle jedoch wäre mit durchgreifenden Vorsorgemaßnahmen durchaus zu verringern. Die Forschungsarbeit auf verschiedenen Gebieten der Wissenschaft lieferte viele wichtige Informationen.

Selbstmedikation

Immer mehr Menschen stehen der modernen Medizin kritisch gegenüber, immer mehr Menschen setzen auf die Heilkräfte der Natur: Natürliche Medizin liegt voll im Trend! Hier finden Patienten das, was sie in der „Schulmedizin" vermissen. Bei der Naturheilkunde steht der Mensch mit seinen persönlichen Bedürfnissen – endlich wieder – im Mittelpunkt.

Auch viele Ärzte entdecken heutzutage das teilweise uralte Erfahrungswissen unserer Vorfahren. Entfernte Kulturkreise – allen voran China und Indien – konnten die sanfte Medizin mit ihren jahrtausendealten und bewährten Heilmethoden bereichern: Um große gesundheitliche Wirkungen zu erzielen, müssen nicht immer große medizinische Eingriffe vorgenommen werden. Eine ganzheitliche Behandlung mit einer Umstellung festgefahrener Lebensgewohnheiten hat schon manchem Kranken mehr geholfen als eine große Operation.

Besonders bewährt haben sich naturheilkundliche Therapien vor allem bei Störungen des Allgemeinbefindens und bei einigen chronischen Erkrankungen. Dabei gelten für die Selbstbehandlung mit naturheilkundlichen Heilmitteln – etwa mit pflanzlichen oder homöopathischen Heilmitteln – die gleichen Regeln wie für die Selbstmedikation mit synthetisch-chemischen Arzneimitteln.

Auch naturheilkundliche Heilmittel sind Arzneimittel! Sie dürfen deshalb auch nicht unkritisch eingenommen werden. Lesen Sie deshalb vor Beginn Ihrer Selbstbehandlung gründlich die Packungsbeilage. Nehmen Sie nicht mehrere Arzneimittel gleichzeitig ein, ohne mögliche Wechselwirkungen abzuwägen. Manche Wirkungen können sich gegenseitig zunichte machen oder ungünstig beeinflussen. Falls es Ihnen nicht gelingt, innerhalb einer Woche Ihre Beschwerden zu lindern, sollten Sie einen Arzt hinzuziehen. Die Gefahr, dass ernste Erkrankungen übersehen werden und deshalb unbehandelt bleiben, ist zu groß.

NATÜRLICHE HEILMITTEL

Beschreibung

Der Echte Baldrian (Valeriana officinalis), ein Kraut aus der Familie der Baldriangewächse, hat einen kurzen Wurzelstock mit zahlreichen braunen, kriechenden, widerlich riechenden Wurzeln. Der einfache, aufrechte Stängel wird 50 bis 150 cm hoch. Die Blätter sind fiederschnittig bis gefiedert mit Zipfeln in Lanzettform. Die hellrosa bis weißen Blüten stehen in reichblütigen, dreistrahligen Trugdolden. Echter Baldrian kommt vor auf feuchten Wiesen, an Waldrändern, unter Gebüsch und in Gräben.

Sammelvorschrift

Gesammelt werden die Wurzelstöcke mit den Wurzeln. Man gräbt sie während der Vegetationsruhe, das ist die Zeit vom Spätherbst bis zum zeitigen Frühjahr, aus, reinigt sie, kämmt eventuell die Wurzeln mit einem eisernen Kamm durch, wäscht sie schnell in fließendem Wasser, spaltet starke Wurzelstöcke der Länge nach und fädelt sie zum Trocknen auf Schnüre auf. Die Trocknungstemperatur soll 35 Grad Celsius nicht übersteigen. Beim Trocknen entsteht der eigentümliche Baldriangeruch.
Die Droge hat einen eigenartigen Geruch und einen süßlich-würzigen bitteren Geschmack.

Inhaltsstoffe

Die wichtigsten Inhaltsstoffe sind:

- Ätherisches Öl (Baldrianöl)
- Gerbsäure
- Mehrere Alkaloide
- Chatinin
- Halzuchrome
- Schleim
- Gummi
- Valepotriate
- Zucker

Am wirksamsten sind die Inhaltsstoffe der frischen Wurzel.

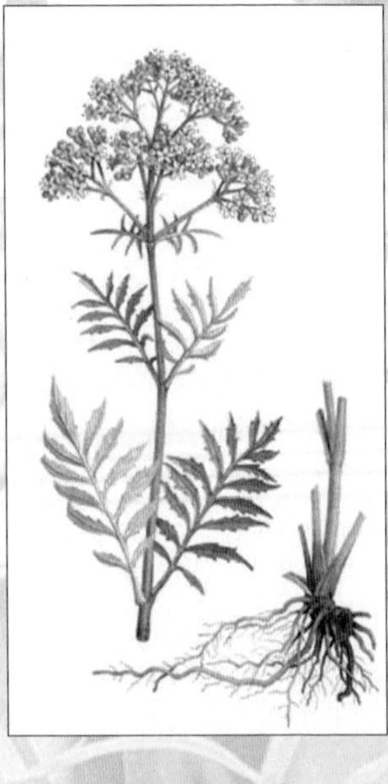

Wirkeigenschaften

Die Baldrianwurzel wird zur Gewinnung des ätherischen Öls, als Tinktur (Baldriantropfen) und zur Herstellung pharmazeutischer Präparate verwendet. Die Droge hat krampflösende Wirkung und ist ein ausgezeichnetes

Beruhigungsmittel. Man verordnet sie vor allem bei:
- Nervenreizbarkeit
- Darmkoliken
- Unruhe
- Magenkrämpfen
- Kopfschmerzen
- Nervösen Erschöpfungen
- Geistiger Überarbeitung
- Schlafstörungen
- Nervenschwäche
- Nervösen Herzleiden

Frisch gepresste Säfte kann man verwenden bei:
- Atherosklerose
- Blutarmut
- Bluthochdruck
- Durchblutungsstörungen
- Durchfall
- Erschöpfungszuständen
- Hautkrankheiten
- Magenbeschwerden
- Rheuma
- Schlaflosigkeit
- Verschleimung

Sammelkalender	Kraut	Blüten	Blätter	Früchte	Wurzel	Rinde	Samen
März							
April							
Mai							
Juni							
Juli							
August							
September					•		
Oktober					•		

Zubereitung und Dosierung

Von Baldrian gebraucht man nur die Wurzel, die in Stücke geschnitten, als Tee zubereitet wird. Sie kann auch, zu Pulver zerrieben, der täglichen Kost beigemengt werden. Man kann 4 Teelöffel feingeschnittene Wurzeln mit ½ Liter Wasser kalt ansetzen und 10 bis 12 Stunden ziehen lassen. Den Sud abseihen und 3 bis 4 Tassen über die Tag verteilt trinken.

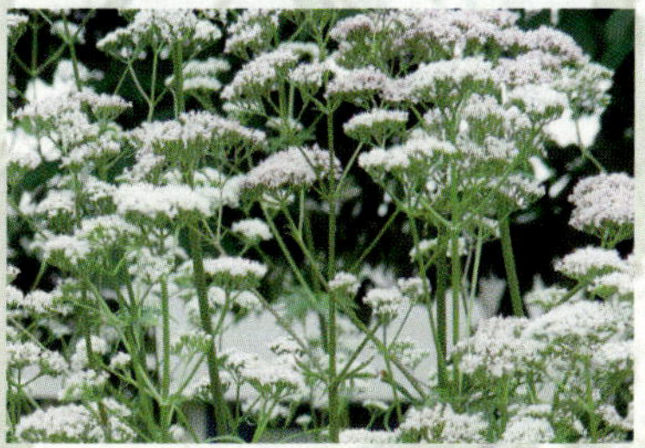

Nebenwirkungen

In der angegebenen Dosierung und bei einer Kur von 4 bis 6 Wochen sind keine Nebenwirkungen zu befürchten. Bei Suchtneigung sollte Baldrian nicht länger als 3 bis 4 Wochen eingenommen werden.

Beschreibung

Der Bärlauch (Allium ursinum) gehört zu den Liliengewächsen und kommt in ganz Europa an Bächen und in feuchten Wäldern vor, Hecken und Auen. Bärlauch ist eine ausdauernde, bis zu 30 cm hohe Pflanze. Die kahle Stängel entspringt aus einer kleinen Zwiebel. Die Blätter sitzen alle am Grund und können bis zu 20 cm lang werden. Die Einzelblüten sind milchig weiß und bilden einen Stern. Die ganze Pflanze hat einen starken Knoblauchgeruch. Die Blütezeit ist von April bis Juni. Die Frucht des Bärlauchs hat eine dreiklappige Kapsel.

Sammelvorschrift

Gesammelt werden das Kraut und die Zwiebeln. Beides muss frisch verwendet werden, weil der Bärlauch beim Trocknen seine Wirksamkeit verliert. Das Kraut wird vor der Blütezeit, in den Monaten April und Mai, geerntet, die Zwiebeln im Herbst.

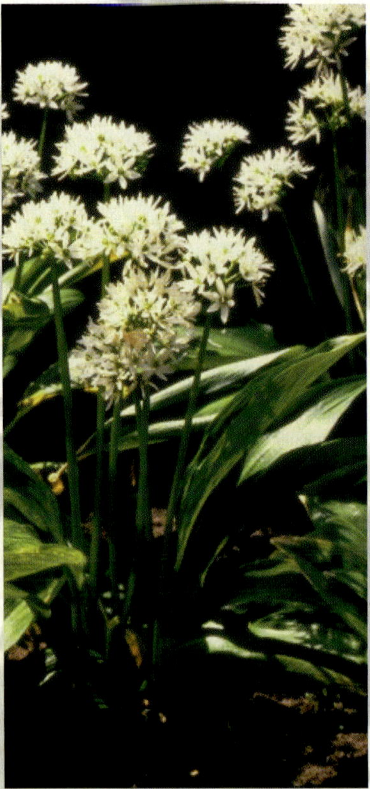

Inhaltsstoffe

Die Inhaltsstoffe der Bärlauchs sind denen des Knoblauchs ähnlich:
- Ätherisches Öl
- Vitamin C
- Allicin

Wirkeigenschaften

In der Volksmedizin nimmt der Bärlauch den gleichen Stellenwert wie der Knoblauch ein. Viele Menschen schätzen seine Heilkräfte im Vergleich mit dem kultivierten Knoblauch sogar höher ein, weil er angeblich von seinen Urkräften in der freien Natur nicht so viel eingebüßt hat. Bärlauch wirkt positiv auf Magen und Darm, indem er die Bildung von Fäulnissäure, Gärungsprozesse und Blähungen unterbindet und die Funktion von Leber und Galle anregt.

Bärlauch wirkt günstig bei:
- Verdauungsproblemen
- Magenbeschwerden

- Krampfartigen Schmerzen des Magen-Darm-Traktes
- Blähungen
- Magenkatarrh
- Darmkatarrh
- Gastroenteritis
- Gallenblasenbeschwerden
- Rheumatischen Gliederschmerzen
- Chronischem Husten
- Schlaflosigkeit
- Arteriosklerose
- Bluthochdruck
- Hypotension
- Vorbeugung vorzeitiger Alterserscheinungen

Frisch gepresste Säfte kann man verwenden bei:

- Atherosklerose
- Bluthochdruck
- Durchblutungsstörungen
- Erschöpfungszuständen
- Krämpfen
- Gallenblasenstörungen

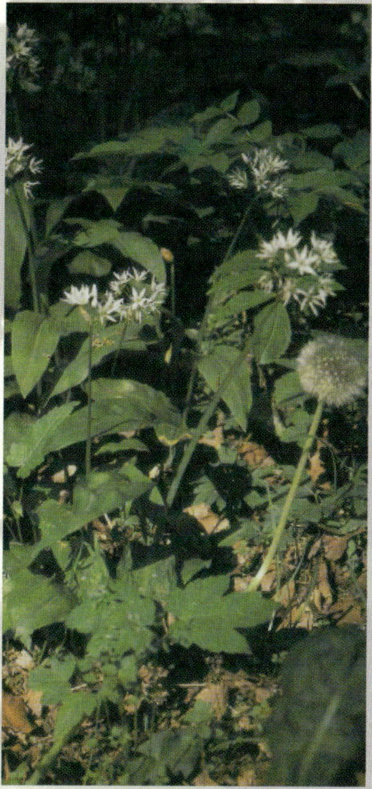

Zubereitung und Dosierung

Das frische Bärlauchkraut ist im Frühjahr ein gesundes Gewürz für viele Gerichte, zum Beispiel Salate, Gemüse, Suppen, Fleisch, Fisch, Geflügel, Soßen, Quark und Kräuterbutter.
Bei Magen- und Darmstörungen, Bluthochdruck und Madenwürmern wird der Saft einer zerquetschten Zwiebel in 1 Glas Milch gegeben und schluckweise getrunken.

Nebenwirkungen

In der angegebenen Dosierung sind keine Nebenwirkungen zu befürchten.

Beschreibung

Der Borretsch (Borago officinalis) ist ein einjähriges behaartes Kraut aus der Familie der Borretschgewächse mit schwacher, reichlich verzweigter Wurzel. Er hat saftige, behaarte Stängel und breite, ebenfalls behaarte Blätter. Am auffälligsten sind die leuchtend blauen Blüten, die er in der Zeit von Juni bis August trägt. Die Früchte sind je 4 braune Klausen. Die Blütezeit ist von Mai bis September. Der Borretsch kommt vor in wärmeren Gegenden verwildert auf Feldern und Schuttplätzen.

Anbau

Der Borretsch gedeiht am besten auf kalkhaltigen, lehmig-sandigen, nährstoffreichen Böden. Die Aussaat erfolgt an Ort und Stelle. Keimung nach ein bis drei Wochen. Die Keimfähigkeit der Samen beträgt 90 bis 100 Prozent.

Sammelvorschrift

Gesammelt werden die Blüten und das Kraut zu Beginn der Blüte. Das Sammelgut wird in dünner Schicht ausgebreitet und bei 35 Grad Celsius getrocknet. Es trocknet langsam. Borretschkraut und -blüten werden in gut schließenden Gefäßen vor Licht und Feuchtigkeit geschützt aufbewahrt.

Inhaltsstoffe

Die wichtigsten Inhaltsstoffe sind:
- Schleime
- Harz
- Ätherisches Öl
- Anthocyan-Farbstoff
- Gerbstoffe
- Kieselsäure
- Vitamin C

Wirkeigenschaften

Der Borretsch wird verwendet bei:
- Erkrankungen der Harnorgane
- Erkrankungen der Atemwege
- Stoffwechselstörungen

Borretschdrogen enthaltende Medizinalweine rufen ein Gefühl der Kälte hervor und wirken Nerven beruhigend.

Frisch gepresste Säfte kann man verwenden bei:
- Atherosklerose
- Bluthochdruck
- Fettsucht

- Gicht
- Hautkrankheiten
- Leberstörungen
- Nierenschwäche
- Rheuma

Zubereitung und Dosierung

Äußerlich wird der Kaltwasserauszug oder der Saft frischer Blätter zu Umschlägen bei schwer heilenden Wunden, chronischen Hautausschlägen und Hautgeschwüren verwendet,
Aus jungen Blättern wird ein schmackhafter Salat bereitet, das Kraut dient als Gewürz.

Nebenwirkungen

In der angegebenen Dosierung sind keine Nebenwirkungen zu befürchten.
Einige zur Familie der Borretschgewächse zählende Pflanzen, wie der Borretsch, die gebräuchliche Ochsenzunge, der Gemeine Natterkopf u.a., können mit ihren Borstenhaaren Hautausschläge und Hautentzündungen verursachen. Es ist daher beim Sammeln, Trocknen und Lagern der Droge Vorsicht geboten.

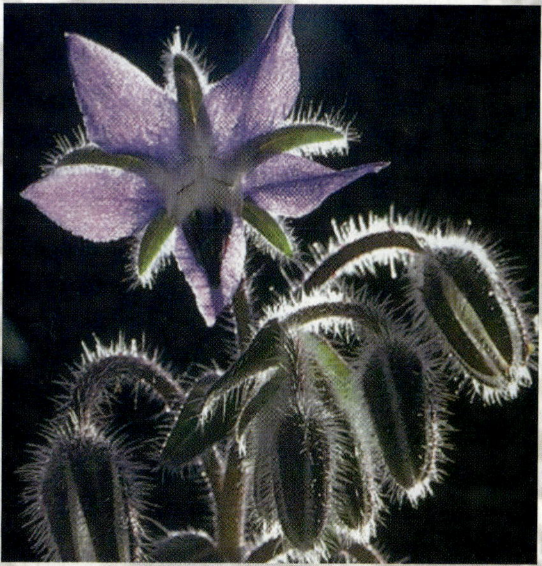

Beschreibung
Die Brombeere (Rubus fructicus) gehört zur Familie der Rosengewächse (Rosaceae), ist eine Waldpflanze mit weißrosa Blüten, wächst auf nicht zu feuchten Böden und kommt in ganz Europa und im Orient vor. Zu Heilzwecken benutzt man das Kraut und die Blätter zur innerlichen und äußerlichen Anwendung.

Inhaltsstoffe
Die wichtigsten Inhaltsstoffe sind:
- Gerbstoffe
- Organische Säuren
- Inosit
- Flavonoide
- Vitamin C

Wirkeigenschaften:
- Verdauungsregulierend
- Entzündungshemmend
- Blutreinigend

Anwendung
Die schon seit Jahrtausenden bekannte Heilkraft frisch gepresster Pflanzensäfte wird in unserer Zeit wieder mehr und mehr genutzt, um dem gesunden oder kranken Organismus lebenswichtige Stoffe, in erster Linie Vitamine und Mineralsalze, zuzuführen und so die Abwehrkraft gegen Krankheiten, aber auch die Heilkraft des Körpers zu stärken. Gepresste Säfte von Brombeeren kann man verwenden bei:

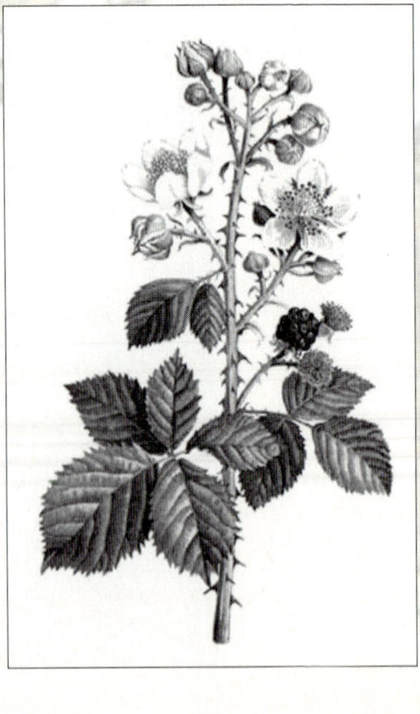

- Appetitlosigkeit
- Arterienverkalkung
- Blähungen
- Blasenentzündung
- Blutarmut
- Bluthochdruck
- Durchblutungsstörungen
- Durchfall
- Fettsucht
- Gicht

- Magengeschwür
- Sodbrennen
- Steinkoliken
- Verstopfung
- Zuckerkrankheit

Sammelkalender	Kraut	Blüten	Blätter	Früchte	Wurzel	Rinde	Samen
März							
April							
Mai	•		•				
Juni	•		•				
Juli	•		•				
August							
September							
Oktober							

Zubereitung und Dosierung

Innerlich als Aufguss: 2 Teelöffel getrocknete Blätter mit ½ Liter siedendem Wasser überbrühen, täglich 1-2 Tassen trinken; oder 1 Handvoll junge Blattsprossen mit ½ Liter siedendem Wasser übergießen, 8 Stunden ziehen lassen, Tagesmenge.

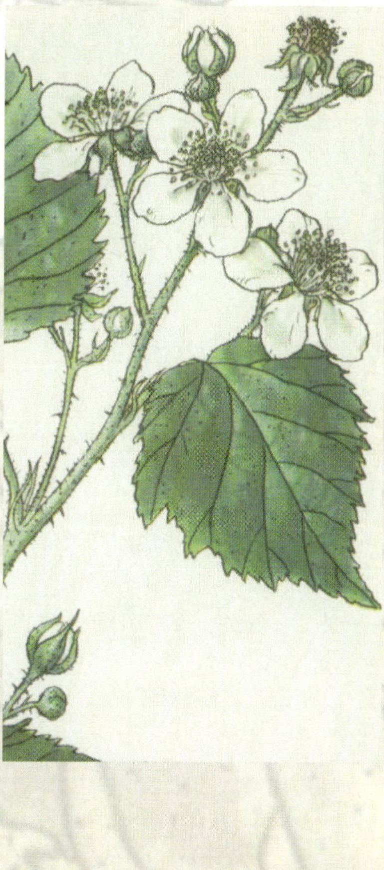

Nebenwirkungen

In der angegebenen Dosierung sind keine Nebenwirkungen zu befürchten.

Beschreibung
Die Brunnenkresse (Nasturtium officinale) ist eine mehrjährige, in Europa beheimatete Pflanze. Sie wird 30 cm bis 60 cm hoch und hat sattgrüne, grob gefiederte Blätter. Von Mai bis September trägt sie weiße Blüten.

Anbau
Im Garten kann man die Brunnenkresse in wasserdichten Schalen halten, die halb mit Erde und halb mit Wasser gefüllt sind. Das Wasser muss immer über der Erde stehen. Der Platz der Schalen sollte schattig sein. Außerdem sollte man bewurzelte Stücke abnehmen und neu einpflanzen, da sonst das Wachstum der Blätter behindert wird.

Sammelvorschrift
Ernten kan man die älteren Blätter bis Dezember. Die Blätter eignen sich nicht zum Trocknen.

Inhaltsstoffe
Die wichtigsten Inhaltsstoffe sind:
- Bitterstoffe
- Gerbstoffe
- Carotin
- Vitamin C
- Vitamin D
- Schwefel
- Eisen
- Jod

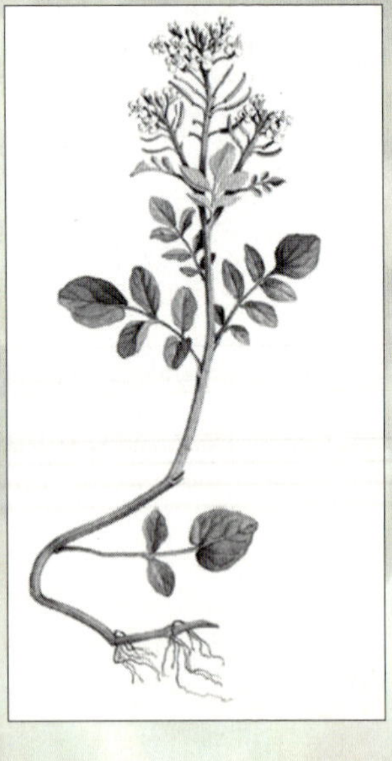

Wirkeigenschaften
Als Heilpflanze ist Brunnenkresse vielseitig verwendbar. Sie fördert die Verdauung, wirkt schleimlösend, harntreibend und stärkt den Magen. Deshalb wird sie verwendet bei:
- Gicht
- Blutarmut
- Arteriosklerose
- Bronchitis
- Rheuma
- Grießleiden
- Lungenverschleimung
- Steinleiden
- Hautausschläge

- Diabetes

Gepresste Säfte kann man verwenden bei:

- Allergien
- Appetitlosigkeit
- Atherosklerose
- Blähungen
- Blutarmut
- Durchblutungsstörungen
- Fettsucht
- Herzschwäche
- Husten
- Ischias
- Krämpfe
- Magenbeschwerden
- Nervosität
- Venenentzündung
- Verdauungsstörungen

Sammelkalender	Kraut	Blüten	Blätter	Früchte	Wurzel	Rinde	Samen
März	•						
April	•						
Mai							
Juni	•						
Juli	•						
August	•						
September	•						
Oktober	•						

Zubereitung und Dosierung

Die grünen Frühlingsblättchen - gehackt aufs Butterbrot, in den Quark oder zum Kartoffelsalat - stärken den Magen, verbessern Verdauung und Stoffwechsel, regen Galle, Nieren, Leber an, sind sehr harntreibend.
Eine Handvoll frischer Blätter als Tee mit ½ Liter Wasser überbrüht kann - morgens nüchtern getrunken - den trägen Darm in Schwung bringen und zu einer klaren Haut verhelfen.
Der frisch gepresste Saft wird auch direkt auf Pickel und Unreinheiten getupft. Sogar gegen Altersflecken ist er manchmal erfolgreich: mit Honig vermischen, eine Stunde einwirken lassen.

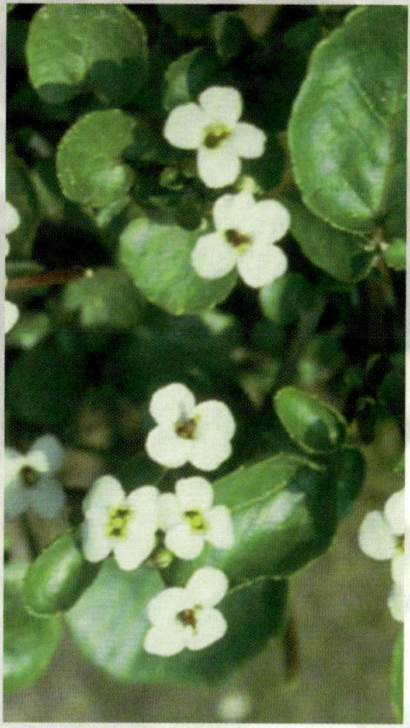

Nebenwirkungen

Bei der angegebenen Dosierung sind keine Nebenwirkungen zu befürchten.

Beschreibung
Das Gänsefingerkraut (Potentilla anserina) ist ein ausdauerndes Kraut aus der Familie der Rosengewächse mit kurzem, verzweigtem Wurzelstock. Die ausläuferartig kriechenden Stängel wurzeln an den Knoten und treiben Rosetten aus unterbrochen gefiederten, unterseits seidig weißfilzigen Blättern und langstieligen gelbe Blüten. Die Blütezeit ist von Mai bis August.

Sammelvorschrift
Kurz vor Beginn der Blüte sammelt man das Kraut, und zwar nur die Blätter oder die Blätter mit den Blüten. Das Sammelgut wird von unerwünschten Beimengungen gereinigt, in dünner Schicht ausgebreitet und bei einer Temperatur bis zu 40 Grad Celsius getrocknet. Es trocknet schnell; während des Trocknungsprozesses soll es nicht umgewendet werden.

Inhaltsstoffe
Die wichtigsten Inhaltsstoffe sind:
- Gerbstoffe
- Bitterstoffe
- Schleim
- Harz
- Wachs
- Saponine
- Zucker
- Flavonfarbstoffe

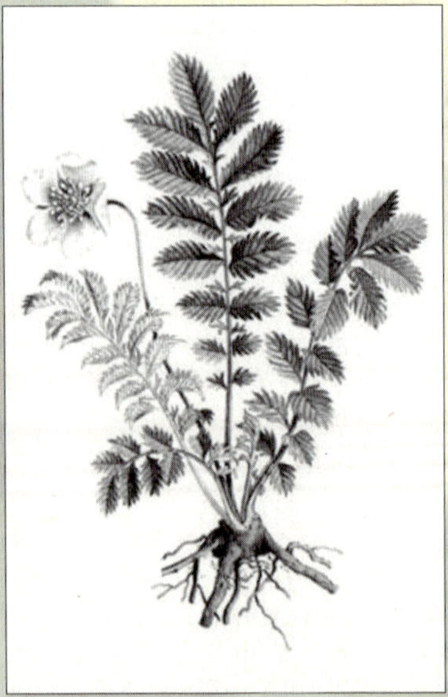

Wirkeigenschaften
Gänsefingerkraut wird seiner Wirkung wegen auch Krampfkraut genannt. Es hilft gut bei allen Krampfzuständen und bei:
- Darmkatarrh
- Darmerkrankungen
- Durchfällen
- Herzbeklemmung
- Hustenkrämpfen
- Unterleibskrämpfen

Außerdem hat sich Gänsefingerkraut auch bewährt bei:
- Rheumatischen Beschwerden
- Muskelkrämpfen
- Gelenkschmerzen

- Wadenkrämpfen
- Gicht
- Zahnfleischbluten
- Halsschmerzen

Gepresste Säfte kann man verwenden bei:

- Atherosklerose
- Blasenentzündung
- Gallenblasenstörungen
- Hautkrankheiten
- Husten
- Krämpfen
- Nervosität
- Regelschmerzen
- Verstopfung

Sammelkalender	Kraut	Blüten	Blätter	Früchte	Wurzel	Rinde	Samen
März							
April							
Mai	•						
Juni	•						
Juli	•						
August	•						
September							
Oktober							

Zubereitung und Dosierung

1 bis 2 Esslöffel getrocknetes, zerkleinertes Kraut und Wurzeln mit ½ Liter kalter Milch (die Wirkung ist besser als mit Wasser) übergießen und 10 Minuten leicht kochen lassen, danach abseihen und so warm wie möglich trinken. Bei Zahnfleischentzündung 1 Teelöffel Gänsefingerkraut mit 1 Tasse kaltem Wasser absetzen, 10 Minuten kochen, abseihen und mit dem warmen Tee gurgeln.

Nebenwirkungen

Bei der angegebenen Menge sind keine Nebenwirkungen zu befürchten.

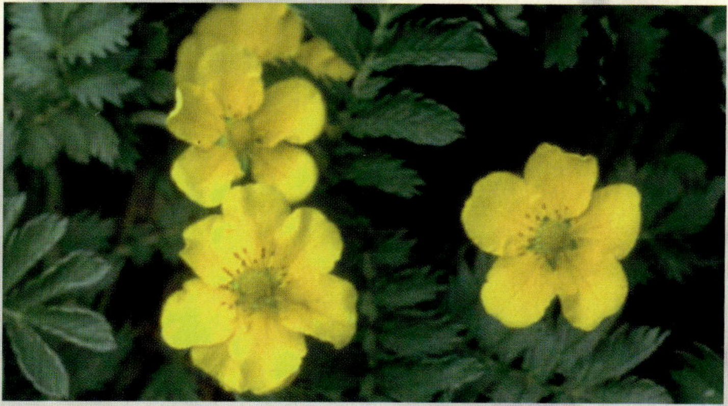

Beschreibung

Gemeines Hirtentäschel (Capsella bursa-pastoris) ist eine ein- bis zweijährige, sehr variable Krautpflanze aus der Familie der Kreuzblütler mit spindelförmiger Wurzel und mehr oder weniger spateligen grundständigen Blättern, die eine vielblättrige Rosette bilden. Der behaarte (die Haare sind oft nur mit der Lupe sichtbar), meist verzweigte Stängel wird 10 bis 50 cm hoch, Stängelblätter sitzend, lanzettförmig. Die unscheinbaren, weißen Blüten stehen in einer Traube. Die Frucht ist ein vielsamiges, taschenähnliches, dreieckiges Schötchen, das bekannte Hirtentäschel. Die Blütezeit ist von März bis Oktober.

Sammelvorschrift

Gesammelt wird das blühende Kraut (möglichst ohne Früchte) von Pflanzen an trockenen Standorten. Das Sammelgut wird von schmutzigen und beschädigten Pflanzenteilen und unerwünschten Beimengungen befreit und im Schatten bei natürlicher Wärme getrocknet. Es wird nicht gewendet.

Inhaltsstoffe

Die wichtigsten Inhaltsstoffe sind:
- Biogene Amine
- Cholin
- Acetylcholin
- Tyramin
- Flavonglykoside
- Gerbstoffe
- Harz

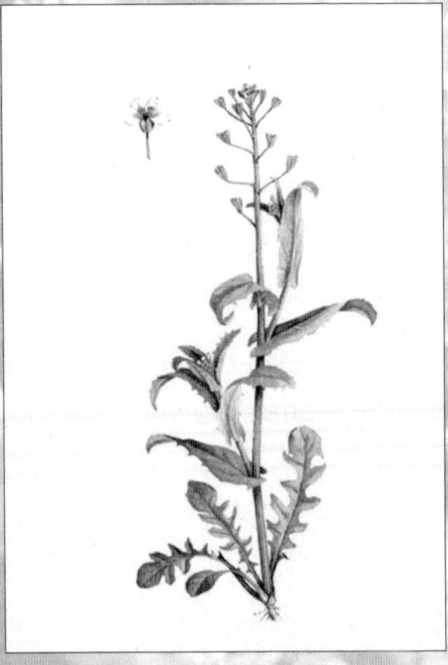

Wirkeigenschaften

Das Hirtentäschel wird seit alters her gegen innere Blutungen, vor allem bei Frauenleiden gebraucht. Als ergänzende Therapie kommt es auch in Betracht bei:
- Erkrankungen der Harnorgane
- Arteriosklerose
- Stoffwechselstörungen

Äusserlich werden Umschläge bei Ekzemen und anderen Hautausschlägen, vor allem bei Erkrankungen angewendet.

Zubereitung und Dosierung

Innerlich als Aufguss: 10 Gramm frisches Kraut mit 1 Tasse siedendem Wasser überbrühen; Abkochung: 1-2 Teelöffel getrocknetes Kraut in 1 Tasse Wasser aufkochen, täglich 3-4 Tassen und Kalteauszug: 2 Esslöffel mit ½ Liter siedendem Wasser überbrühen, täglich 2 Tassen.

Sammelkalender	Kraut	Blüten	Blätter	Früchte	Wurzel	Rinde	Samen
März							
April							
Mai	•						
Juni	•						
Juli	•						
August	•						
September							
Oktober							

Nebenwirkungen

Bei der angegebenen Menge sind keine Nebenwirkungen zu befürchten. Bei Verwendung größerer Mengen der Droge kann es zu Vergiftungen kommen. Das Hirtentäschel wird, wenn es an feuchten Standorten wächst, häufig von dem Schimmelpilz Cystopus candidus befallen, der auf dem Kraut einen weißen Überzug bildet. Derartige Exemplare werden nicht gesammelt.

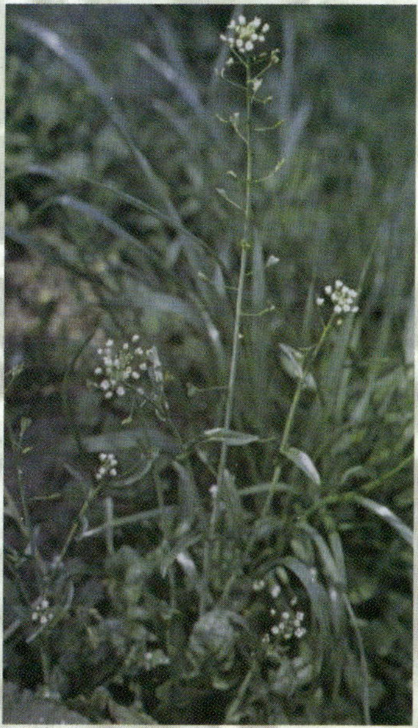

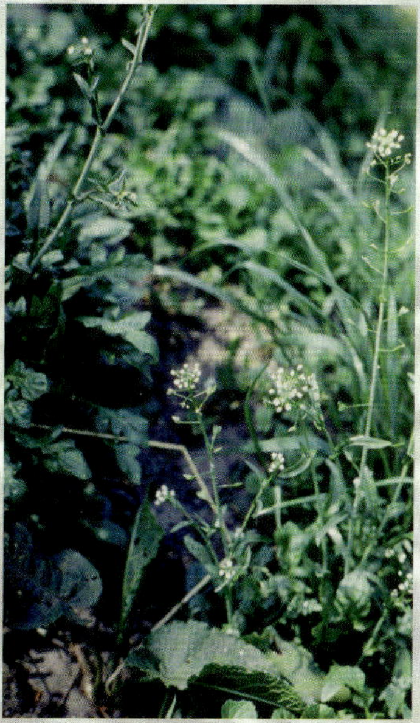

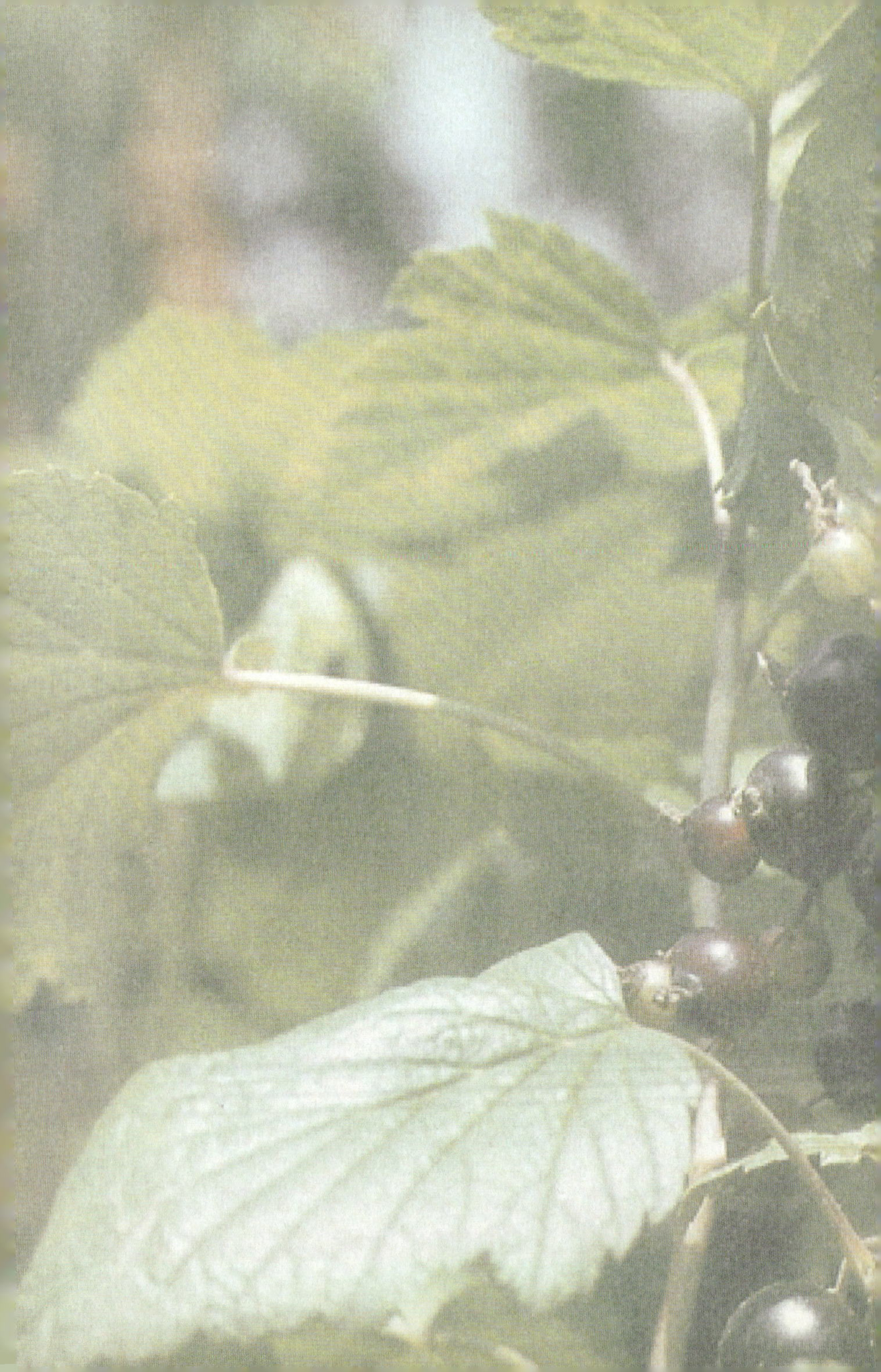

Johannisbeere

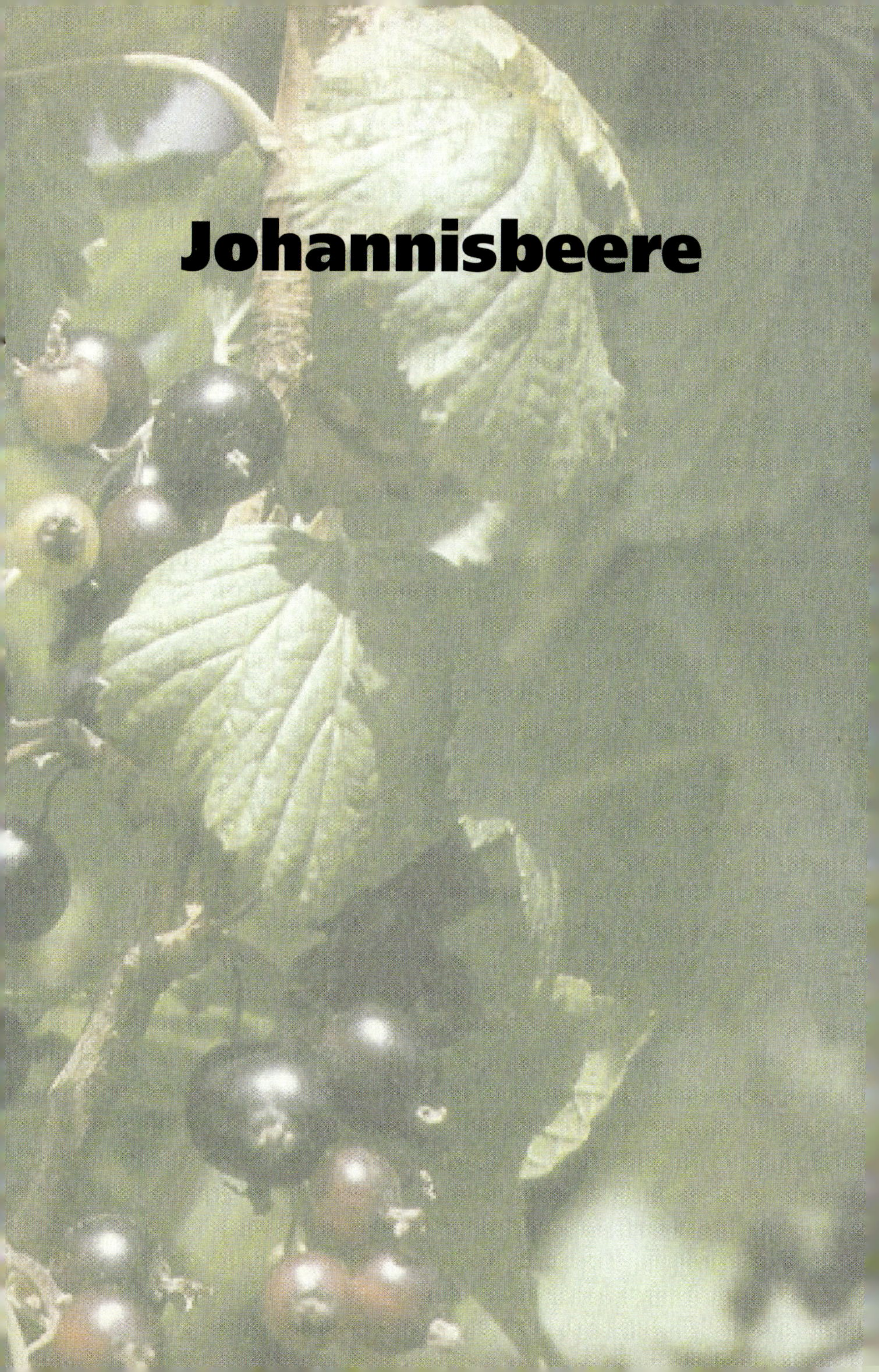

Beschreibung

Die Schwarze Johannisbeere (Ribes nigrum) gehört zur Familie der Stachelbeergewächse. Der bis 2 m hohe Schwarze Johannisbeerstrauch kommt in ganz Europa vor, wo er überwiegend in Gärten angebaut wird. Verwildert findet man ihn nur selten in feuchten Wäldern und Kahlschlägen.
Die großen wechselständigen Blätter sind drei- bis fünflappig, stark genervt und grob gezähnt. Die gelbgrünen Blüten, aus denen sich später saftige, schwarze Beeren entwickeln, bilden endständige, hängende Trauben. Die Blütezeit ist von April bis Mai.

Sammelvorschrift

Gesammelt werden neben den reifen Beeren auch junge Blätter, die man Ende Mai und im Juni erntet. Dabei muss beachtet werden, dass die Blätter nicht von Kronrost befallen sind. Die geernteten Blätter werden an einem schattigen und luftigen Ort gut getrocknet, wobei sich ihr eigenartiger Geruch verflüchtigt.

Inhaltsstoffe

Die wichtigsten Inhaltsstoffe sind:
- Ätherische Öle
- Gerbstoffe
- Harz
- Vitamin C
- Mineralstoffe

Wirkeigenschaften

In der Volksmedizin wird Schwarzer Johannisbeersaft gegeben bei:
- Appetitlosigkeit
- Darmbeschwerden
- Durchfall

Der Tee aus den Blättern wirkt stark wassertreibend und ist ein bewährtes Mittel gegen:
- Rheuma
- Gicht
- Entzündungen im Mund
- Rachenentzündung
- Keuchhusten

Gepresste Johannisbeersäfte werden verwendet bei:

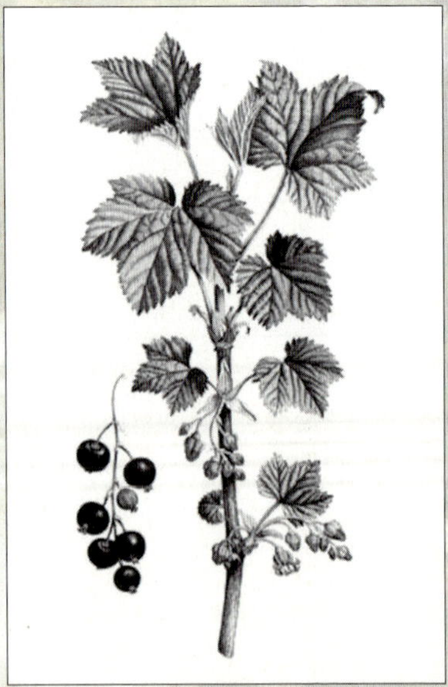

- Appetitlosigkeit
- Atherosklerose
- Blähungen
- Blasenentzündung
- Blutarmut
- Bronchitis
- Durchfall
- Fettsucht
- Herzschwäche
- Gicht
- Hämorrhoiden
- Hauterkrankungen
- Herzschwäche
- Leberschwäche
- Nervosität
- Neuralgien
- Rheuma
- Schlaflosigkeit
- Venenentzündung

Sammelkalender	Kraut	Blüten	Blätter	Früchte	Wurzel	Rinde	Samen
März							
April							
Mai			•				
Juni			•				
Juli							
August							
September							
Oktober							

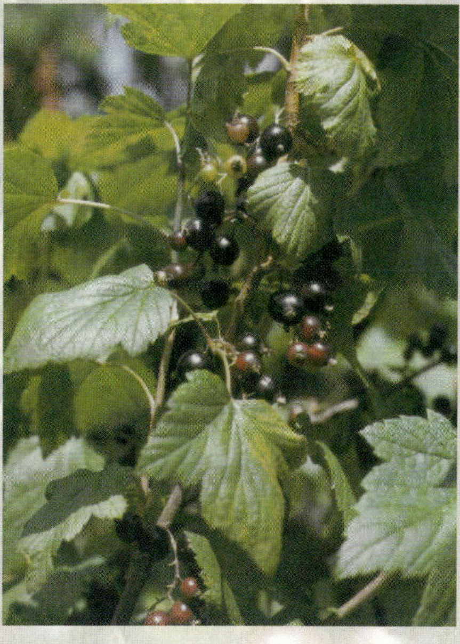

Zubereitung und Dosierung

2 Esslöffel zerkleinerte, trockene Blätter mit ½ Liter heißem Wasser übergießen und 3 bis 5 Minuten ziehen lassen, abseihen und davon 3 bis 4 Tassen am Tag trinken. Dieser Tee kann auch zum Gurgeln verwendet werden.
Die Früchte (abgekocht verlieren sie den strengen Geruch) sowie der Johannisbeersaft können bedenkenlos längere Zeit als Kur genommen werden.

Nebenwirkungen

Bei der angegebenen Menge sind keine Nebenwirkungen zu befürchten.

Beschreibung

Das Johanniskraut (Hypericum perforatum) ist eine ausdauernde Krautpflanze aus der Familie der Hartheugewächse. Die Krautpflanze überwintert mit einem weitverzweigten Wurzelstock, der im Frühjahr aufrechte, 20 bis 50 cm hohe, zweikantige Stängel treibt. Die Blätter sind ganzrandig, durchscheinend punktiert. Die goldgelben nektarreichen Blüten sind mit kleinen schwarzen Drüsen besetzt, die einen roten Farbstoff enthalten. Die Blütezeit ist von Mai bis August.

Sammelvorschrift

Gesammelt werden das Kraut und die Blüten. Die Krautdroge besteht aus den blühenden Zweigspitzen, die man in einer Länge von etwa 30 cm abschneidet. Das Sammelgut wird bei einer Temperatur bis zu 35 Grad Celsius getrocknet. Dabei ist darauf zu achten, dass sich die Farben der Frischdroge nicht verändern und vor allem die Blüten nicht braun werden. Die Trockendroge muss in gut schließenden Gefäßen vor Licht und Feuchtigkeit geschützt aufbewahrt werden.

Die Drogen sind geruchlos und schmecken bitter-herb.

Inhaltsstoffe

Die wichtigsten Inhaltsstoffe sind:

- Ätherische Öle
- Gerbstoffe
- Harz
- Flavonglykoside
- Hypericin

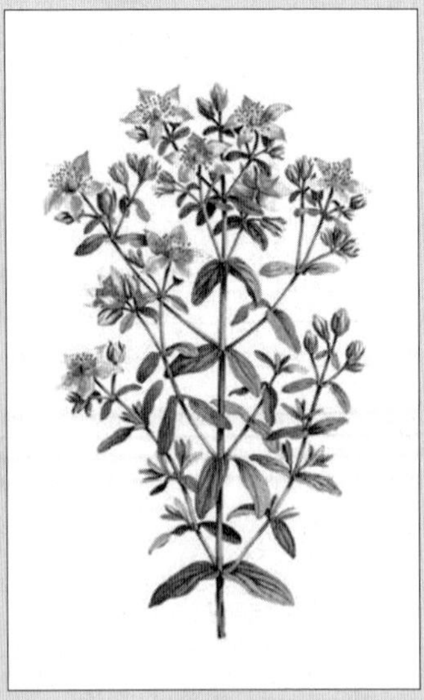

Wirkeigenschaften

Das Johanniskraut ist ein ausgezeichnetes Nerven- und Wundmittel und regt die Verdauungsorgane und die Gallenfunktion an. Es wirkt krampflösend und beruhigend und wird angewandt bei:

- Depressiven Verstimmungen
- Nervösen Erschöpfungszuständen
- Beschwerden während der Wechseljahre
- Schlaflosigkeit
- Magenbeschwerden
- Darmbeschwerden
- Krampfartigen Periodenbeschwerden

- Gebärmutterentzündungen
- Kopfschmerzen

Sammel-kalender	Kraut	Blüten	Blätter	Früchte	Wurzel	Rinde	Samen
März							
April							
Mai							
Juni							
Juli	•						
August	•						
September							
Oktober							

Äußerlich wird Johanniskrautöl wegen seiner zusammenziehenden, entzündungshemmenden und schmerzstillenden Wirkung verwendet bei:

- Frischen Wunden
- Schwer heilenden Wunden
- Rheuma
- Gelenkentzündung
- Gicht
- Hexenschuss
- Verstauchungen
- Quetschungen
- Blutergüssen.

Gepresste Johanniskrautsäfte kann man verwenden bei:

- Angina pectoris
- Appetitlosigkeit
- Atherosklerose
- Blutarmut
- Niedrigem Blutdruck
- Depressionen
- Gallenblasenstörungen
- Krämpfen
- Magenbeschwerden
- Nervosität
- Regelbeschwerden
- Verdauungsstörungen

Zubereitung und Dosierung

Für Johanniskrauttee übergießt man 2 Esslöffel frisches oder getrocknetes Blütenkraut mit ½ Liter kochendem Wasser und lässt 5 bis 8 Minuten ziehen. Den Tee abseihen und täglich 3mal 1 Tasse warm trinken.

Für die Zubereitung von Johanniskrautöl nimmt man 8 bis 10 Esslöffel frische Blüten und zerstößt sie in einem Mörser. Dann gibt man ½ bis 1 Liter Olivenöl hinzu und gießt das Gemisch in ein helles Einmachglas, das zunächst unverschlossen bleibt. Es muss 6 bis 8 Wochen in der Sonne stehen. Dann ist der Gärungs- und Reifeprozess abgeschlossen. Dieses Öl kann sowohl innerlich als äußerlich angewandt werden.

Nebenwirkungen

Bei der angegebenen Menge sind keine Nebenwirkungen zu befürchten. Während einer Kur - sei es mit Öl oder Tee - sollte man nicht in die pralle Sonne gehen, da Johanniskraut lichtempfindlich macht, was zu einer Reizung der Haut führen könnte.

Beschreibung

Der Knoblauch (Allium sativum) ist eine weiße oder rosa Knolle, die viele einzelne Zehen enthält. Er ist eine winterharte einjährige Pflanze. Er hat schmale Blätter und einen langen Stiel, auf dem die Blüten sitzen. Zwischen den Blüten sitzen kleine Brutzwiebeln.
Sein Ursprungsgebiet sind Vorder- und Südasien, von wo aus er schon im Altertum nach Europa und Afrika und später durch Aussiedler auch nach Amerika gebracht wurde.

Sammelvorschrift

Den Knoblauch kann man im Garten ziehen. Dazu steckt man die einzelnen Zehen im Frühjahr oder im August in kompostierte Beete. Der Knoblauch benötigt einen sonnigen Platz. Das Pflanzen im August ist besser, da die Knolle bei der Ernte im Frühjahr dann größer ist. Es ist auch möglich, den Knoblauch im Topf zu pflanzen.
Hat man im August gepflanzt, so kann man die Knolle im Frühjahr ernten, wenn die Grünteile der Pflanze verdorrt sind. Hat man im Frühjahr gepflanzt, so erntet man im Herbst. Nach der Ernte trocknet man die ganzen Knollen an der Luft. Danach hängt man sie an einem kühlen Ort auf.

Inhaltsstoffe

Die wichtigsten Inhaltsstoffe sind:
- Schwefelhaltiges, ätherisches Öl
- Allicin
- Vitamine A, B und C
- Hormone

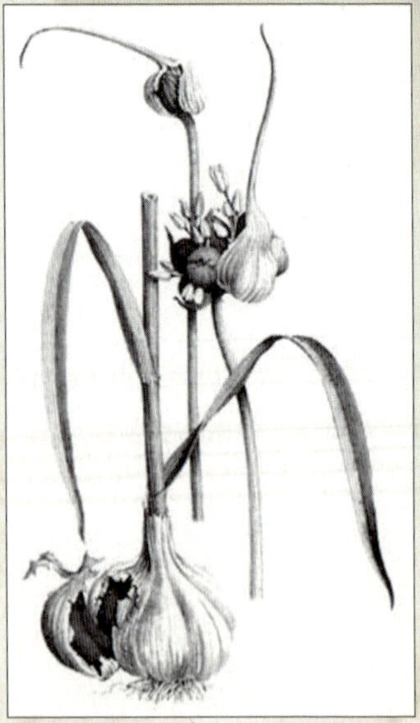

Wirkeigenschaften

In der Volksmedizin ist Knoblauch eine wichtige und vielseitige Droge, obwohl er nicht spezifisch gegen eine bestimmte Krankheit gegeben wird. Knoblauch wirkt günstig bei:
- Magenbeschwerden
- Krampfartigen Schmerzen des Magen-Darm-Traktes
- Blähungen
- Bronchitis
- Infektiösen Magenkatarrhen
- Darmkatarrhen
- Fettstoffwechsel-Störungen

- Arteriosklerose

Gepresste Knoblauchsäfte kann man verwenden bei:

- Allergien
- Appetitlosigkeit
- Atherosklerose
- Blähungen
- Blutarmut
- Bluthochdruck
- Durchblutungsstörungen
- Gicht
- Hämorrhoiden
- Husten
- Gallenblasenstörungen
- Magenkatarrh
- Nervosität
- Rheuma
- Schlaflosigkeit
- Verdauungsstörungen

Sammelkalender	Kraut	Blüten	Blätter	Früchte	Wurzel	Rinde	Samen
März							
April							
Mai							
Juni							
Juli							
August							
September					•		
Oktober					•		

Außerdem hat er sich zur Vorbeugung vorzeitiger Alterserscheinungen bewährt. Es wird daher empfohlen, mehrmals eine Knoblauchkur und damit verbundene Leistungssteigerung durchzuführen.

Wenn der strenge Geruch bei einer längeren Kuranwendung lästig wird, können auch die im Handel angebotenen Kapseln, Dragees oder Säfte verwendet werden.

Zubereitung und Dosierung

Der Genuss von 1 bis 2 Zehen frischen Knoblauchs am Tag ist sehr zu empfehlen. Man muss herausfinden, bei welcher Menge der Geruch so gering ist, dass er nicht wesentlich stört. Bei Bronchitis zerdrückt man 3 bis 4 Zehen Knoblauch und gibt den Saft mit etwas Honig in 1 Tasse warme Milch. Diese Mischung trinkt man schluckweise. Frisch gepresster Knoblauchsaft ist außerdem ein bewährtes Mittel gegen Fußpilz.

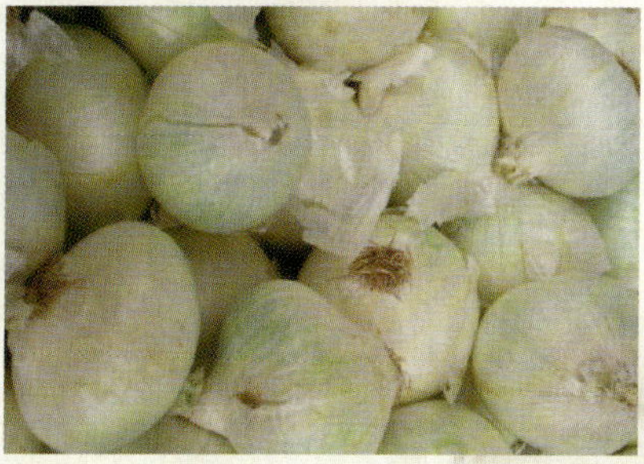

Nebenwirkungen

Bei der angegebenen Menge sind keine Nebenwirkungen zu befürchten.

Beschreibung

Der Kürbis (Cucurbita pepo) ist in ganz Europa verbreitet und wird für Gemüse, Marmelade, Kompott und als Kuchenauflage verwendet.
Kürbisse wurden von Kolumbus in Amerika bei den Indianern entdeckt, die Eroberer brachten Samen heim, mit deren Hilfe die dicken Kugeln bald um die ganze Erde rollten.

Inhaltsstoffe

Die wichtigsten Inhaltsstoffe sind:

- Beta-Carotin
- Vitamin E
- B-Vitamine
- Natrium
- Kalium
- Magnesium
- Kalzium
- Eisen
- Phosphor
- Kieselsäure

Wirkeigenschaften

Der Kürbis gilt nicht nur als besonders reizarm bei der Behandlung von Bluthochdruck, von Herz- und Nierenleiden (weil er auch ausgesprochen mild entwässert), sondern er neutralisiert auch Säureüberschuss, hilft gegen Verstopfung und schafft Erleichterung bei Hämorroiden.Kürbiskerne werden bei Blasen- und Prostataleiden, bei Bettnässen von Kindern und bei Bandwurmbefall empfohlen. Gepresste Kürbissäfte kann man verwenden bei:

- Allergien
- Atherosklerose
- Blähungen
- Blasenentzündung
- Bluthochdruck
- Durchblutungsstörungen
- Fettsucht
- Gicht
- Hautkrankheiten
- Ischias
- Magenkatarrh
- Neuralgien
- Rheuma

Zubereitung und Dosierung

Während einer 4- bis 6wöchigen Kur werden morgens und abends 1 bis 3 Teelöffel Kürbiskerne (ganz oder gemahlen) mit Milch oder Quark gegessen.
Bei Bandwurmbefall isst man 1 Woche lang täglich morgens nüchtern 30 bis 40 g gemahlene Kürbiskerne mit etwas Milch oder Quark. Am letzten Tag erhöht man die Dosis auf 100 bis 200 g und nimmt 2 bis 3 Stunden danach 1 Esslöffel Rizinusöl ein. Diese Kur hilft in den meisten Fällen.

Nebenwirkungen

Bei der angegebenen Menge sind keine Nebenwirkungen zu befürchten.

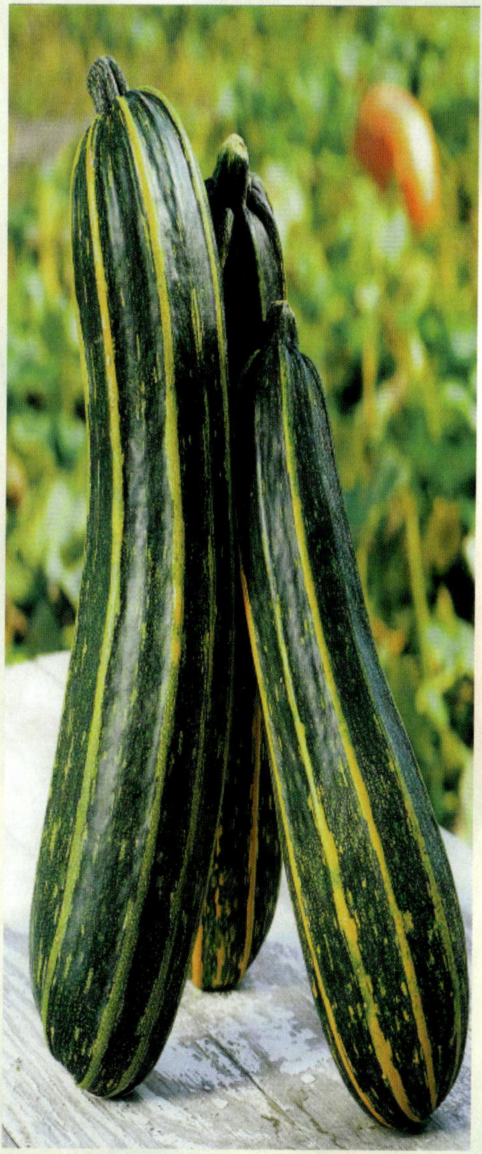

Beschreibung

Der Gemeine Löwenzahn (Taraxacum officinale) ist ein ausdauerndes Kraut aus der Familie der Kornblütler (Cichoriaceae), überwintert mit einer fleischigen Pfahlwurzel, die im Frühjahr eine Rosette länglicher bis lanzettförmiger Grundblätter und 10 bis 30 cm hohe Blütenschäfte treibt. Die Blütenköpfchen bestehen aus zahlreichen gelben, nektarreichen Zungenblüten. Die mit einem schirmartigen Haarkranz versehenen Achänen werden vom Wind in alle Richtungen getragen. Die Pflanze führt in allen Teilen einen weißen Milchsaft. Die in verschiedenen Variierungen vorkommende Pflanze blüht von April bis Oktober.

Sammelvorschrift

Man sammelt entweder die ganze Pflanze, also das Kraut mit Wurzel, oder gesondert Wurzel und Kraut. Das Kraut mit der Wurzel sammelt man im Frühjahr, bevor sich die Blütenköpfchen öffnen. Wurzeln ohne Kraut werden in ihrer ganzen Länge im Herbst ausgegraben. Das Sammelgut wird bei einer Temperatur bis zu 50 Grad Celsius getrocknet. Die Droge ist vor Insekten (vor allem Motten) und Mäusen zu schützen. Sie nimmt leicht Wasser aus der Luft auf. Die Drogen sind geruchlos und schmecken bitter

Inhaltsstoffe

Die wichtigsten Inhaltsstoffe sind:
- Taraxacin
- Taraxasterol
- Homotarasterol
- Schleim
- Inulin
- Inosit
- Gerbstoffe
- Harz
- Ätherisches Öl
- Kieselsäure
- Cholin
- Vitamin B und C

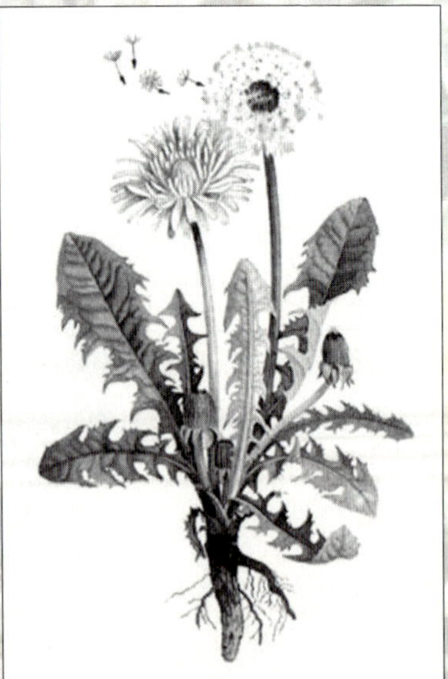

Wirkeigenschaften

Löwenzahn-Drogen sind in zahlreichen Kräutermischungen und in galletreibenden Fertigpräparaten enthalten. Sie wirken verdauungsför-

dernd und stoffwechselanregend und werden empfohlen bei:
- Leberleiden
- Gallenblasenleiden
- Magenbeschwerden
- Nierenleiden
- Zuckerkrankheit
- Blutarmut
- Atherosklerose
- Hämorrhoiden

Gepresste Löwenzahnsäfte werden verwendet bei:
- Appetitlosigkeit
- Blasenentzündung
- Hämorrhoiden
- Hautkrankheiten
- Leberstörungen
- Nervosität
- Nierenentzündung

Sammelkalender	Kraut	Blüten	Blätter	Früchte	Wurzel	Rinde	Samen
März							
April	•	•	•		•		
Mai	•	•	•		•		
Juni	•						
Juli	•						
August	•						
September	•						
Oktober							

Zubereitung und Dosierung

1 bis 2 Eslöffel geschnittene Blätter werden mit ½ Liter kaltem Wasser übergossen und kurz abgekocht. Man lässt den Tee 10 Minuten ziehen und seiht ihn dann ab. Als Kur werden 2 bis 3 Tassen am Tag langsam getrunken. Eine Kur sollte mindestens 4 bis 5 Wochen dauern.

Zur Teezubereitung aus der Wurzel nimmt man 1 bis 2 Esslöffel geschnittene und getrocknete Wurzeln, übergießt sie mit ½ Liter kaltem Wasser und kocht sie etwa 5 Minuten. Danach seiht man den Tee ab und trinkt 1 bis 2 Tassen am Tag schluckweise. Diese Tee ist besonders bei Nieren-, Magen- und Leberleiden zu empfehlen.

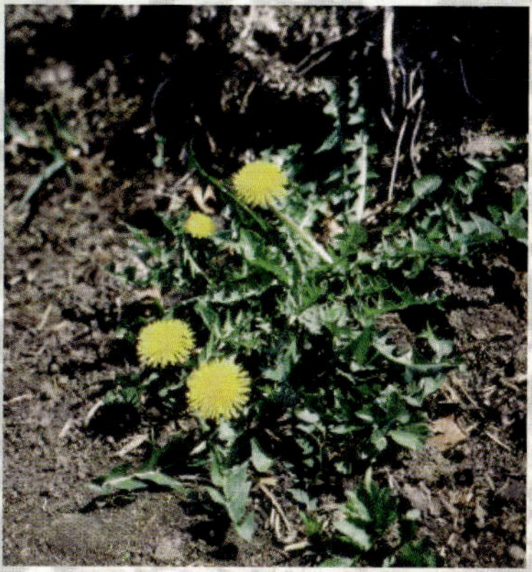

Nebenwirkungen

In der angegebenen Dosierung sind keine Nebenwirkungen zu befürchten. Der in allen Pflanzenteilen vorhandene milchartige Saft ist schwach giftig.

Beschreibung

Die Mistel (Viscum album) ist ein Halbschmarotzer, der bei uns weit verbreitet ist und auf Nadel-, Obst- und Laubbäumen wachst. Sie ist ein stark verästelter, fast kugeliger, immergrüner Strauch mit gelbgrün gefärbten, lederartigen, löffelförmigen Blättern.
Während die Blütezeit der Mistel recht früh ist (März bis April), reifen die Beeren erst gegen Ende November und im Dezember.
Wenngleich die Mistel zur Assimilation fähig ist - ihre grünen Blätter sind sogar ausdauernd -, so bezieht sie doch Wasser und die darin gelösten Stoffe aus den Gefäßbündeln der Wirtspflanze, in die ihre Saugwurzeln (Haustorien) eindringen. Die Beeren haben ein äußerst klebriges Fruchtfleisch, so dass die Samen den Schnäbeln von Vögeln anhaften, die ihn dann auf andere Äste und Bäume übertragen.

Sammelvorschrift

Zu pharmazeutischen Zwecken werden in den Wintermonaten (Dezember bis Februar) die gelaubten, jungen, bis 5 mm dicken Zweige gesammelt; sie werden von den vorsichtig mit einem Haken abgerissenen Pflanzen abgeschnitten oder abgebrochen oder aber von frisch gefällten Bäumen abgenommen. Die Blätter werden von März bis April und im Spätherbst gesammelt, jedoch nicht die Beeren. Nach der Ernte werden sie schonend getrocknet, zerschnitten und in einem Glas bewahrt.

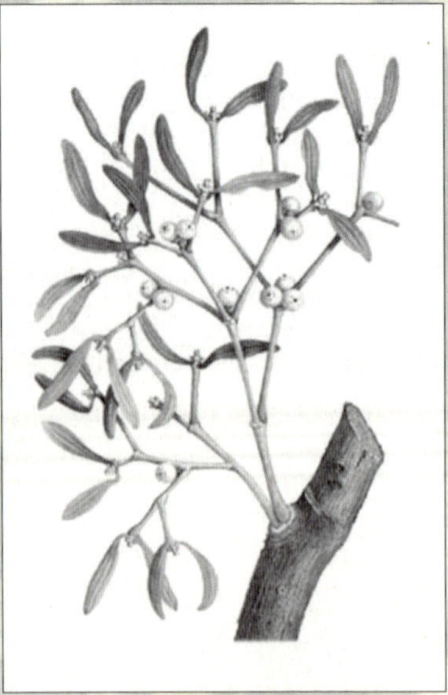

Inhaltsstoffe

Die wichtigsten Inhaltsstoffe der Mistel sind:
- Viscotoxin
- Cholinderivate
- Acetylcholine
- Histamine
- Bitterstoffe.

Die Droge hat einen arteneigenen Geruch und bitteren Geschmack.

Wirkeigenschaften

Der Tee aus Mistelblättern ist ein Heilmittel gegen:
- Bluthochdruck
- Kreislaufstörungen
- Schwindelanfälle

- Leichte nervöse Herzstörungen
- Epilepsie

Aufgrund des Viscotoxin-Stoffes wird die Mistel auch bei Arthrose und Ischias verwendet.

Mistel mit Weißdorn kombiniert ist ein bewährtes Herzmuskelstärkungsmittel, das besonders bei älteren Menschen mit Herzschwäche hilft. Auch bei Lungenblutungen und bei zu starken Menstruationsblutungen ist die Mistel zu empfehlen.

Sammelkalender	Kraut	Blüten	Blätter	Früchte	Wurzel	Rinde	Samen
März	•						
April	•						
Mai							
Juni							
Juli							
August							
September	•						
Oktober	•						

Als Blutfluß hemmendes Mittel wird die Misteldroge im Teegemisch mit Schachtelhalm-, Hirtentäschel- und Taubnesselkraut gebraucht.

Gepresste Mistelsäfte werden verwendet bei:
- Atherosklerose
- Blähungen
- Depressionen
- Gallenblasenstörungen
- Leberstörungen
- Nervosität

In größeren Gaben ist die Pflanze bei innerlichem Gebrauch giftig. Die Verabreichung darf nur auf ärztliche Anweisung erfolgen.

Zubereitung und Dosierung

2 Esslöffel getrocknete und zerschnittene Mistelblätter mit ½ Liter kaltem Wasser 8 bis 10 Stunden ansetzen und danach abseihen. Vor diesem Tee morgens und abends 1 Tasse trinken. Eine Kuranwendung über 4 bis 6 Wochen ist empfehlenswert.

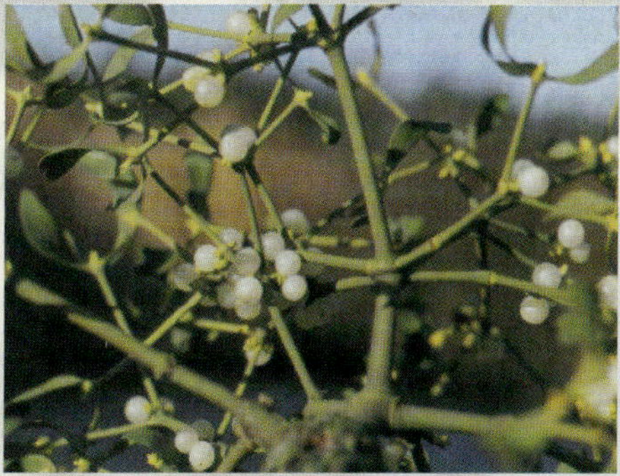

Nebenwirkungen

Bei der angegebenen Menge sind keine Nebenwirkungen zu befürchten.

Beschreibung

Der Olivenbaum (Olea europea) ist am Mittelmeer beheimatet. Der Baum kann sehr alt werden und erreicht eine Höhe von 6 m bis 8 m. Seine Äste sind dornenlos. Im Mai und Juni trägt der Baum kleine, gelblich-weiße Blüten. Im Spätsommer bekommt er dann 4 cm lange Steinfrüchte, die von November bis Januar geerntet werden.

Die frischen Oliven sind sehr bitter. Nur durch das Einlegen in Salzlake werden sie genießbar. Es gibt grüne und schwarze Oliven. Die grünen Oliven sind noch unreife Früchte, die schwarzen sind reife Früchte. Aus den reifen Früchten wird das Olivenöl gepresst. Die Medizin verwendet die Blätter des Ölbaumes in Präparaten, die zur Herabsenkung des Blutdrucks dienen.

Cholesterinspiegel

In den letzten Jahren haben zahlreiche epidemiologische und biochemische Studien in der Ernährungswissenschaft bewiesen, dass gesättigte Fettsäuren, wie sie besonders in tierischen Fetten vorkommen, bei der Steigerung des Gesamtcholesterins besonders die Menge von LDL (Low Density Lipoprotein) und der VLDL (Very Low Density Lipoprotein)-Anteile erhöhen, während der HDL (High Density Lipoprotein)-Anteil verringert wird. Diese LDL- und VLDL-Anteile im Gesamtcholesterin bewirken die Ablagerung von fettigen Substanzen, der sogenannte atherogene Effekt entsteht. Eine vorzeitige Arteriosklerose, mit der ein Verlust der Gefäßelastizität sowie unregelmäßige Verengungen der Gefäßbahnen einhergehen, sowie eine daraus resultierende Minderdurchblutung sind die Folge. Als Krankheitsbild sind besonders die koronare Herzkrankheit mit Angina pectoris und Herzinfarkt und die Durchblutungsstörung

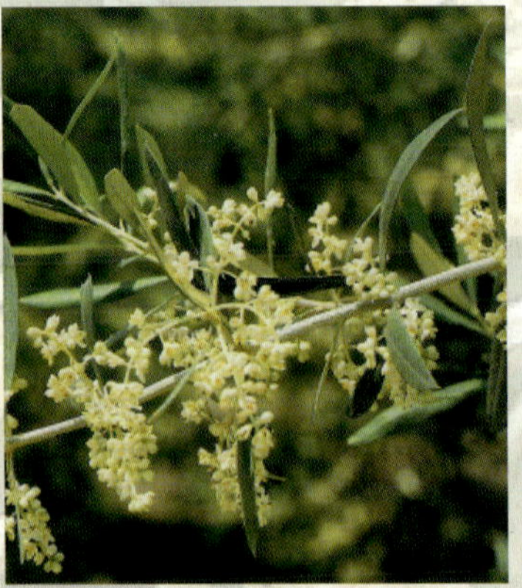

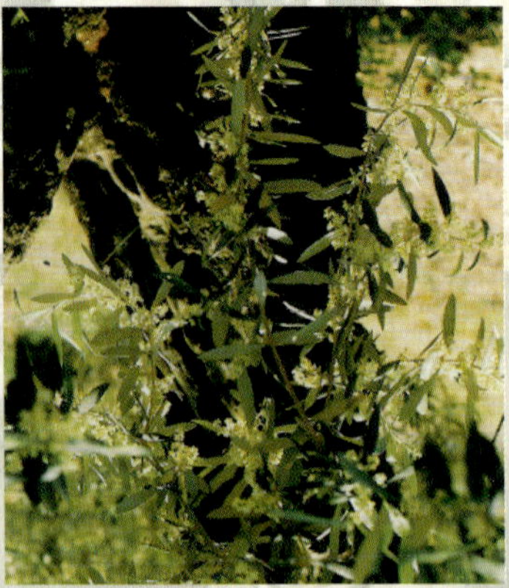

des Gehirns mit vorzeitigem Nachlassen des Kurzzeitgedächtnisses bis zum Schlaganfall bekannt.

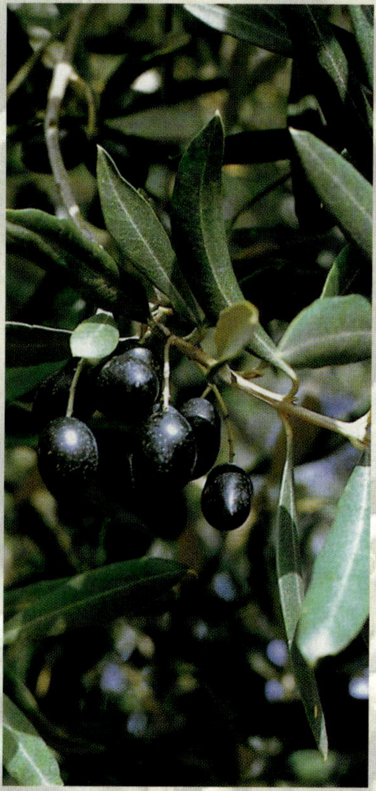

Inhaltsstoffe

Olivenöl besteht zu 55-83 Prozent aus einfach ungesättigten Fettsäuren (Oleinsäuren) und zu 3,5-21 Prozent aus mehrfach ungesättigten Fettsäuren (Linolsäuren). Nur 7,5-20 Prozent sind gesättigte Fettsäure (Palmitinsäuren).

Es war bisher anerkannte Lehrmeinung der Fettstoffwechsel-Forschung, dass einfach ungesättigte Fettsäuren sich in Bezug auf die Senkung des Gesamtcholesterinspiegels und bei der Senkung des atherogenen LDL- und VLDL-Anteils neutral verhalten und nur die mehrfach ungesättigten Fettsäuren zu einer Senkung des LDL- und VLDL-Anteils führen.

Diese Lehrmeinung stand seit langem im Widerspruch zu folgender epidemiologischer Tatsache: Mediterrane Völker weisen mit einem hohen Olivenöl-Konsum und trotz einer meist kalorienreichen Ernährung eine niedrigere Herzinfarktrate und einen im Durchschnitt niedrigeren Gesamtcholesterinspiegel auf als Vergleichsbevölkerungen in Europa.

So bestätigt die moderne medizinische Forschung einen seit Jahrhunderten überlieferten Erfahrungswert der mediterranen Völker: Das an wertvollen Fettsäuren reiche Olivenöl ist ein kulinarischer Genuss und zugleich von hohem gesundheitlichem Wert.

Beschreibung

Die Petersilie (Petroselinum crispum) gehört zur Familie der Doldengewächse, ist eine Gewürzpflanze mit grüngelben Blüten, wächst auf nicht zu feuchten Böden und kommt in ganz Europa sowie in Nord- und Südamerika, Indien, Südafrika, Japan und Australien vor.

Sammelvorschrift

Gesammelt werden die Wurzel (März und April) und die Früchte (August und September).

Inhaltsstoffe

Die wichtigsten Inhaltsstoffe sind:

- Ätherisches Öl
- Apiol
- Myristicin
- Allyltetramethxybenzol
- Bitterstoffe

Wirkeigenschaften

Die Wirkeigenschaften der Petersilie sind:

- Harntreibend
- Gebärmutter erregend
- Blähungstreibend
- Magen beruhigend

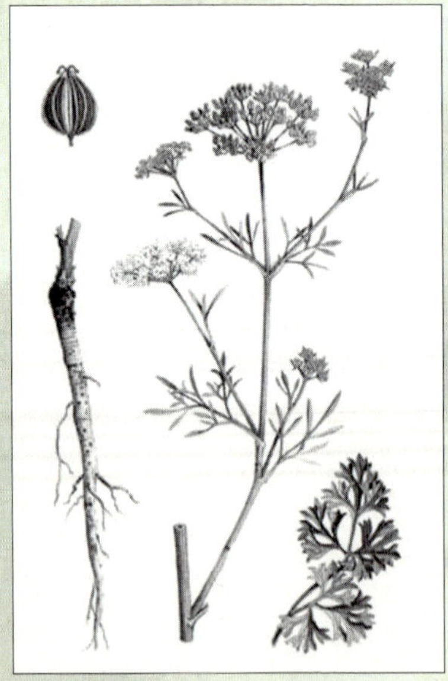

Die Petersilie-Drogen sind ein bewährtes Mittel bei:

- Blasenerkrankungen
- Appetitlosigkeit
- Verdauungsstörungen
- Darmbeschwerden
- Magenbeschwerden

Gepresste Petersiliesäfte kann man verwenden bei:

- Atherosklerose
- Blähungen
- Bluthochdruck
- Durchblutungsstörungen
- Erschöpfungszuständen
- Fettsucht
- Husten
- Ischias

- Krämpfen
- Verdauungsstörungen

Zubereitung und Dosierung
- Abkochung: 1 Esslöffel Kraut oder zerkleinerte Wurzel in ½ Liter Wasser aufkochen; Tagesmenge.
- Aufguss: 25 Gramm frisches Kraut mit ½ Liter siedendem Wasser überbrühen; Tagesmenge.

Sammelkalender	Kraut	Blüten	Blätter	Früchte	Wurzel	Rinde	Samen
März					•		
April					•		
Mai							
Juni	•						
Juli	•						
August	•						
September	•			•			
Oktober				•			

Nebenwirkungen
Bei der angegebenen Menge sind keine Nebenwirkungen zu befürchten.
Abkochung der Früchte nur genau nach ärztlicher Anweisung, da Vergiftung möglich ist.

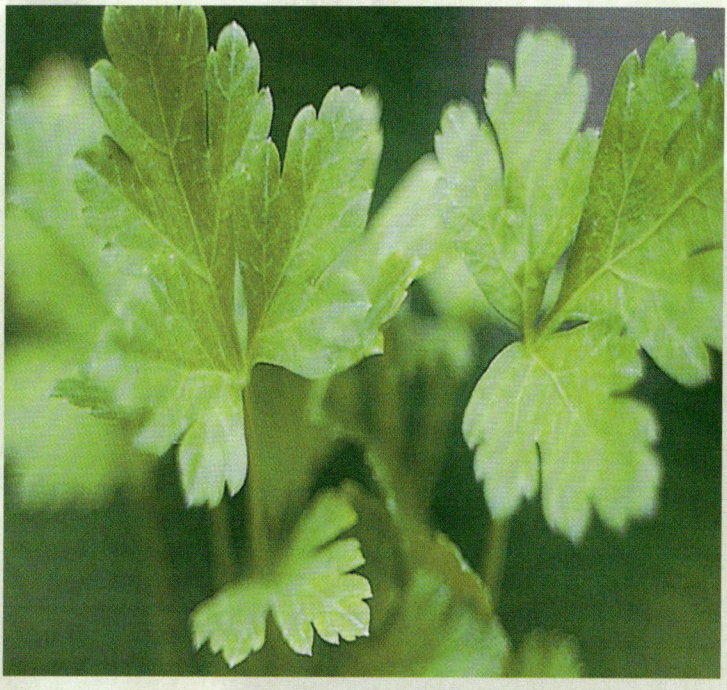

Beschreibung

Die Preiselbeere (Vaccinium vitis-idaea) gehört zur Familie der Heidekrautgewächse, ist eine Moorpflanze mit rötlichen Blüten und scharlachroten Beeren, wächst auf humosen und sauren Böden bis in gebirgige Regionen und kommt fast auf der gesamten Nordhalbkugel vor.

Sammelvorschrift

Gesammelt werden die Früchte und Blätter. Ab September kann man die Blätter frisch ernten. Trocknen ist möglich; die Aufbewahrung erfolgt in Schraubgläsern.

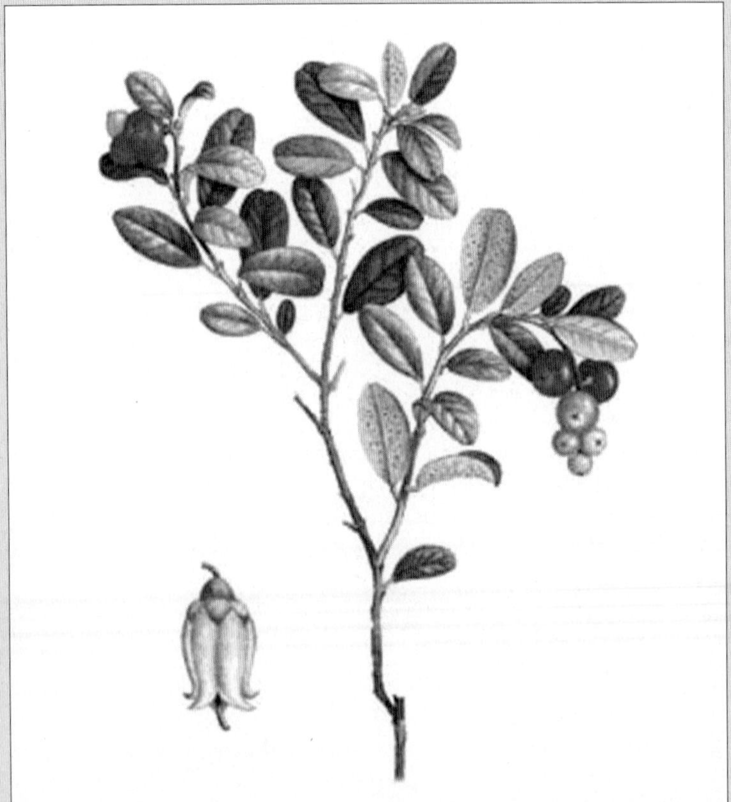

Inhaltsstoffe

Die wichtigsten Inhaltsstoffe sind:
- Ätherisches Öl
- Gerbstoffe
- Bitterstoffe
- Arbutin
- Hyperosid

Sammel-kalender	Kraut	Blüten	Blätter	Früchte	Wurzel	Rinde	Samen
März							
April							
Mai							
Juni	•						
Juli	•						
August	•						
September	•						
Oktober			•				

Wirkeigenschaften

Die Droge ist ein bewährtes Mittel bei:
- Blähungen
- Verdauungsstörungen
- Blasenerkrankungen

Gepresste Säfte der Preiselbeeren kann man verwenden bei:
- Appetitlosigkeit
- Atherosklerose
- Asthma
- Blutarmut
- Bluthochdruck
- Depressionen
- Durchfall
- Erschöpfungszuständen
- Fettsucht
- Gicht
- Hautkrankheiten
- Husten
- Ischias
- Krämpfe
- Neuralgien
- Rheuma
- Wassersucht

Zubereitung und Dosierung

Blätter als Aufguss: 1 Esslöffel mit 1 Tasse siedendem Wasser überbrühen. Kaltauszug: 1 Esslöffel in 1 Tasse Wasser 10 Stunden ziehen lassen.

Nebenwirkungen

Bei der angegebenen Menge sind keine Nebenwirkungen zu befürchten.

Beschreibung

Echter Salbei (Salvia officinalis) ist ein stark verzweigter Halbstrauch aus der Familie der Lippenblütler (Lamiaceae) und bildet 20 bis 50 cm hohe Büsche. Die aufrechten oder steigenden, filzig behaarten Stängel tragen lanzettförmige, grünliche bis silbriggraue oder weiße, wohlriechende, nektarreiche Blüten. Die Frucht besteht aus vier Klausen. Die Blütezeit ist Juni und Juli.

Sammelvorschrift

Die Blätter werden mehrmals im Jahr geerntet. Der erste Schnitt erfolgt vor Beginn der Blüte, der Herbstschnitt nicht zu spät, damit die Pflanzen nicht erfrieren. Man schneidet am zweckmäßigsten mit der Sichel, im Großanbau wird das Kraut gemäht. Die Blätter werden nachträglich von den Stängeln abgezupft. Das eingebrachte Sammelgut wird in dünner Schicht ausgelegt und bei Temperaturen von bis zu 35 Grad Celsius getrocknet. Die Blätter sind klebrig, trocknen langsam und verbreiten einen penetranten Geruch; die Trocknung muss daher getrennt von anderem Pflanzenmaterial vorgenommen werden.

Inhaltsstoffe

Die wichtigsten Inhaltsstoffe sind:

- Thujon
- Salviol
- Gerbstoffe
- Ätherisches Öl
- Bitterstoffe
- Harz
- Organische Säuren

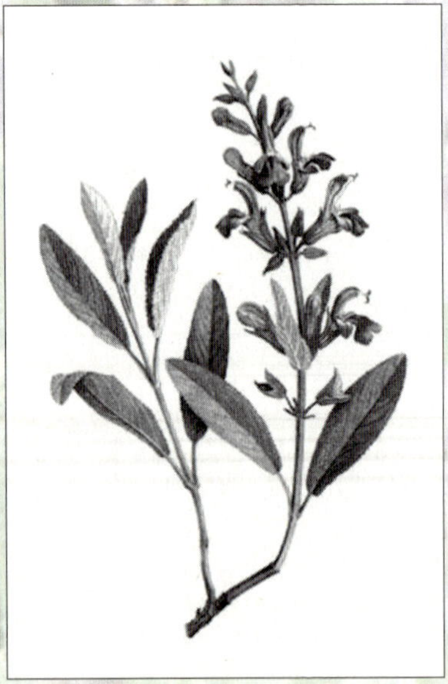

Wirkeigenschaften

Man braucht die Droge bei:

- Erkrankungen der Atemwege
- Bronchitis
- Husten
- Blähungen
- Verdauungsstörungen
- Hauterkrankungen

Gepresste Salbeisäfte werden verwendet bei:

- Atherosklerose
- Blasenentzündung
- Bluthochdruck
- Darmträgheit

- Hautkrankheiten
- Husten
- Leberstörungen
- Verschleimung

Sammel-kalender	Kraut	Blüten	Blätter	Früchte	Wurzel	Rinde	Samen
März							
April							
Mai							
Juni							
Juli							
August							
September			•				
Oktober			•				

Zubereitung und Dosierung

1 bis 2 Teelöffel getrocknete und zerkleinerte Salbeiblätter mit ½ Liter kochendem Wasser überbrühen. 15 Minuten ziehen lassen und abseihen. Davon 2 bis 3 Tassen am Tag warm trinken.

Zu Spülungen, Waschungen, Auflagen und zum Gurgeln werden 1 bis 2 Esslöffel getrocknete und zerkleinerte Blätter mit ½ Liter Wasser überbrüht. 20 Minuten ziehen lassen und abseihen. Die Anwendungen können mehrmals täglich erfolgen.

Nebenwirkungen

Bei der angegebenen Menge sind keine Nebenwirkungen zu befürchten.

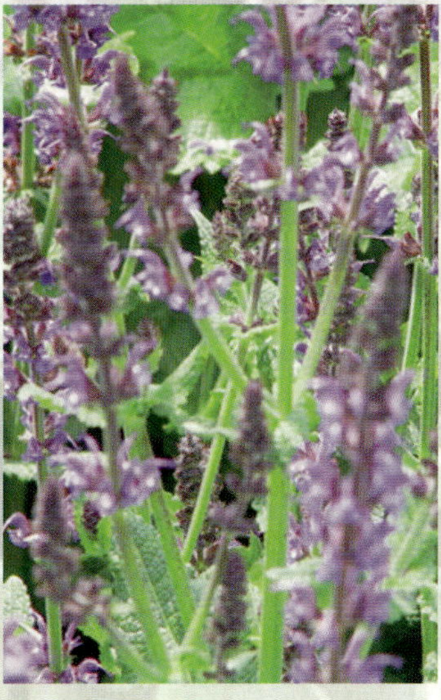

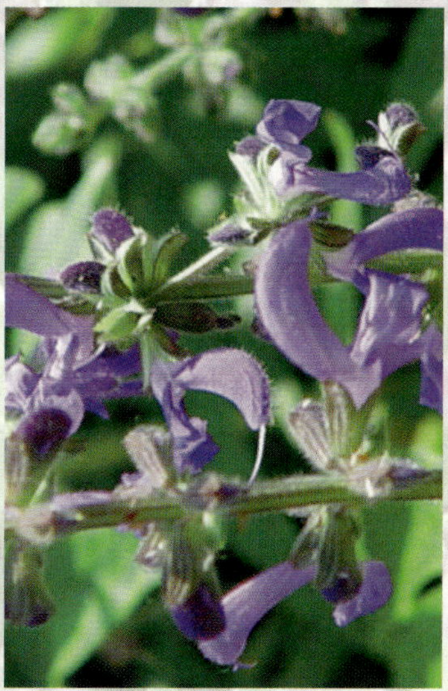

Beschreibung

Die Schlehe (Prunus spinosa) ist ein dicht verzweigter und stark bedornter, ein bis drei Meter hoher Strauch aus der Familie der Rosengewächse (Rosaceae). Er hat eine einfache spindelförmige Wurzel und eiförmige Blätter und schneeweiße, duftende, fünfzählige Blüten. Die Früchte sind kugelige, schwarze, blaubereifte Steinfrüchte von saurem, zusammenziehendem Geschmack. Die Blütezeit ist April und Mai.

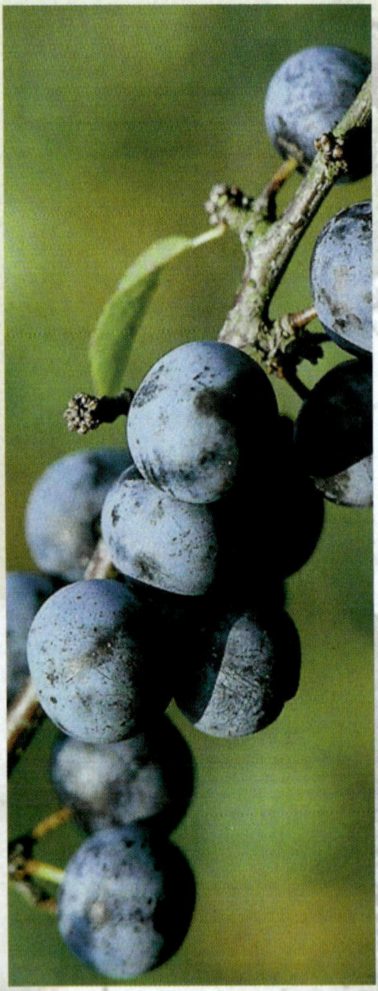

Sammelvorschrift

Gesammelt werden die Blüten und Früchte, seltener auch die Rinde. Die vollkommen geöffneten Blüten werden mit der Hand abgezupft, von unerwünschten Beimengungen gereinigt, bei natürlicher Wärme getrocknet und eventuell bei künstlicher Wärme von bis zu 40 Grad Celsius nachgetrocknet. Die Blüten müssen ihre weiße Farbe behalten. Die Früchte sammelt man im Herbst nach dem ersten Frost und trocknet sie bei mäßiger Temperatur (bis 40 Grad Celsius). Die Drogen haben einen eigenartigen Geruch und einen bitteren Geschmack.

Inhaltsstoffe

Die wichtigsten Inhaltsstoffe sind:
- Flavonglykoside
- Nitrilglykosid
- Benzaldehyd
- Gerbstoffe
- Organische Säuren
- Zucker
- Pektin

Wirkeigenschaften

Das Präparat wird verwendet bei:
- Blähkoliken
- Magenkrämpfen

- Darmkrämpfen
- Blasenkoliken
- Erkältungskrankheiten

Gepresste Schlehesäfte werden verwendet bei:

- Allergien
- Atherosklerose
- Blähungen
- Bluthochdruck
- Durchfall
- Krämpfen
- Leberstörungen
- Nervosität
- Rheuma
- Schlaflosigkeit
- Verstopfung

Sammelkalender	Kraut	Blüten	Blätter	Früchte	Wurzel	Rinde	Samen
März							
April		•					
Mai		•					
Juni							
Juli							
August							
September							
Oktober							

Zubereitung und Dosierung

Früchte getrocknet oder als Mus; Blüten und Blätter als Kaltauszug oder Aufguss: 1-2 Teelöffel mit 1 Tasse siedendem Wasser überbrühen, 2mal täglich 1 Tasse warm schluckweise trinken.

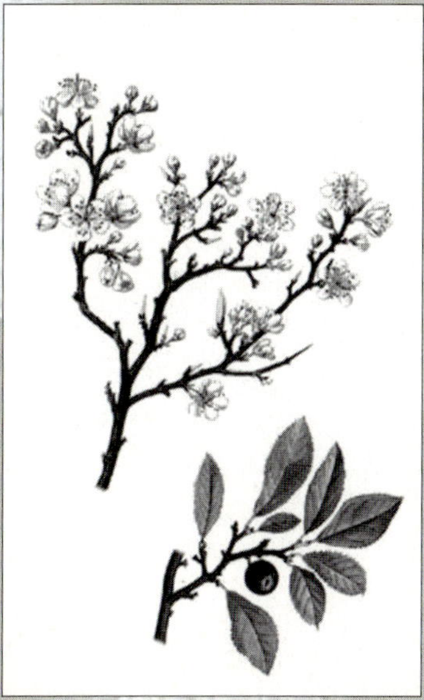

Nebenwirkungen

Bei der angegebenen Mengen sind keine Nebenwirkungen zu befürchten. In grösseren Gaben können Schlehendrogen Vergiftungserscheinungen hervorrufen.

Beschreibung

Die Walderdbeere (Fragaria vesca) ist eine ausdauernde Krautpflanze aus der Familie der Rosengewächse (Rosaceae) mit kurzem, verzweigtem Wurzelstock und grundständigen, rosettenartig angeordneten Blättern, aus deren Achseln 5 bis 20 cm lange, aufrechte Stängel und oberirdische Ausläufer treiben. Die Blätter sind langstielig, dreizählig; die Blüten sind weiß. Die winzigen Nüsschen sitzen außen auf dem Fleisch der Sammelfrucht. Die Blütezeit ist Mai und Juni.

Sammelvorschrift

Zur Blütezeit sammelt man die jungen Blätter ausschließlich von wildwachsenden Pflanzen. Mitunter werden auch das ganze blühende Kraut, die Wurzeln und die Früchte gesammelt. Die Blätter werden bei einer Temperatur bis zu 50 Grad Celsius getrocknet. Die Droge wird vor Licht und Feuchtigkeit geschützt in dichtschließenden Gefäßen aufbewahrt.
Die Drogen sind geruchlos und schmecken schwach schleimig-bitter.

Inhaltsstoffe

Die wichtigsten Inhaltsstoffe sind:
- Gerbstoffe
- Vitamin C
- Ätherisches Öl
- Invertzucker
- Vitamin A
- B-Vitamine
- Fragarin

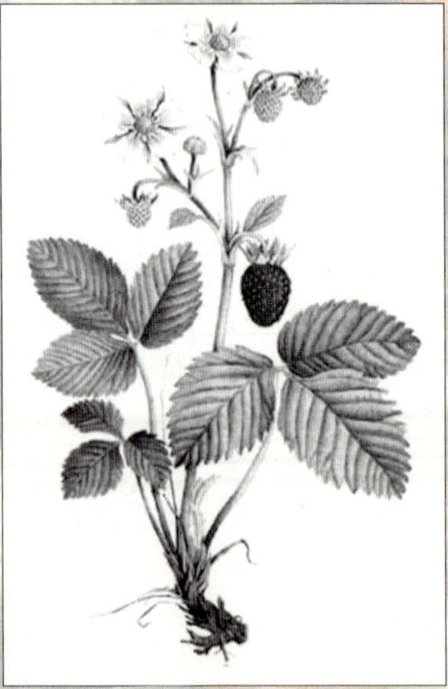

Wirkeigenschaften

Der als Abkochung zubereitete Tee ist Stoffwechsel anregend; man verabreicht ihn vor allem bei:
- Nervosität
- Blutarmut
- Magenkatarrh
- Darmkatarrh

Gepresste Säfte kann man verwenden bei:
- Appetitlosigkeit
- Atherosklerose
- Blähungen
- Blutarmut
- Bluthochdruck

- Depressionen
- Gicht
- Hämorrhoiden
- Hautkrankheiten
- Herzschwäche
- Nervosität
- Rheuma
- Schlaflosigkeit
- Venenentzündung

Nebenwirkungen
Bei der angegebenen Menge sind keine Nebenwirkungen zu befürchten.

Sammelkalender	Kraut	Blüten	Blätter	Früchte	Wurzel	Rinde	Samen
März							
April							
Mai				•			
Juni				•			
Juli							
August							
September							
Oktober							

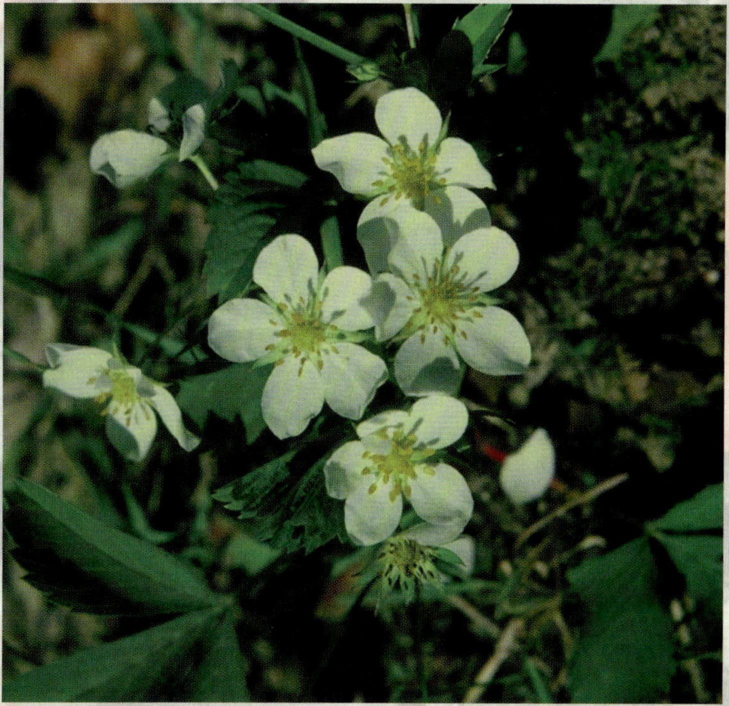

Bachblüten

Die Blüten bestimmter Pflanzen – so beschrieb es Edward Bach (Arzt, 1886–1936) im Rahmen seiner Naturheilmethode – wirken über Schwingungen, über nicht messbare, feinstoffliche Energien. Schluckt man die Essenzen in Wasser gelöst, träufelt sie auf eine Wunde oder stellt sie aufs Nachtkästchen, sollen die feinstofflichen Energien auf den Körper übergehen und das, was aus dem Lot geraten ist, wieder in Balance bringen.

Bach ging davon aus, dass Krankheiten durch seelisches Ungleichgewicht oder durch krankmachende Gefühle verursacht werden – durch Ängste, übertriebene Gutmütigkeit oder mangelndes Selbstvertrauen. Insgesamt registrierte er an sich selbst 38 unterschiedliche Gemütszustände, die er als „negativ" empfand.

Die Lösung sah er in 38 Pflanzen, die er auf seinen Spaziergängen entdeckte und bei denen er eben jene feinstofflichen Schwingungen zu spüren glaubte. So entwickelte er eine Heilmethode, nach der jede Blüte zu einem bestimmten „negativen" Gefühlszustand passt und diesen – mitsamt der körperlichen Folgeerscheinungen – kurieren kann: Die Blüten der Olive sollen gegen Erschöpfung helfen, die der Clematis gegen Konzentrationsschwäche und das Tausendguldenkraut ermutigt Menschen, die nicht „nein" sagen können.

Die Blütenessenzen können auch gemischt werden und ergeben dann zum Beispiel die so genannten „Rescue-Remedy-Tropfen" für akute Notfälle. Allerdings ist es eine kleine Kunst, in einer Problemsituation die richtigen Blüten zu finden. Nicht jeder Mensch, der aus dem Gleichgewicht gerät, weiß sofort, welche krank machenden Gefühle daran schuld sind. Bach setzt deshalb auf Intuition, auf „In-sich-hinein-Horchen". Und das kann nicht nur ein Arzt. Bachblüten eignen sich nach Bachs Theorie hervorragend zur Selbstbehandlung. Lassen Sie sich im Zweifel von einem erfahrenen Therapeuten beraten.

SONDERPRÄPARATE

Eigenschaften/Verwendungszweck

Was ist Kwai und wann wird es angewendet?

Kwai ist ein Dragée, das getrockneten Knoblauch in Form von Knoblauchpulver enthält. Die gesundheitsfördernde Wirkung des Knoblauches ist von altersher bekannt. Kwai Dragées können angewendet werden bei:

- Beschwerden infolge von Arteriosklerose
- Konzentrationsschwäche
- Vergesslichkeit

Ergänzungen

Was sollte dazu beachtet werden?

Wenn Sie an Arteriosklerose leiden, sollten Sie fett- und cholesterinarme Kost zu sich nehmen. Überprüfen Sie Ihre derzeitige Ernährungsweise und passen Sie diese gegebenfalls an.

Vorsichtsmaßnahmen

Wann ist bei der Einnahme von Kwai Vorsicht geboten?

Knoblauch-Präparate sollten nicht eigenmächtig verwendet werden, wenn der Arzt andere Medikamente für die beschriebenen Beschwerden verordnete.

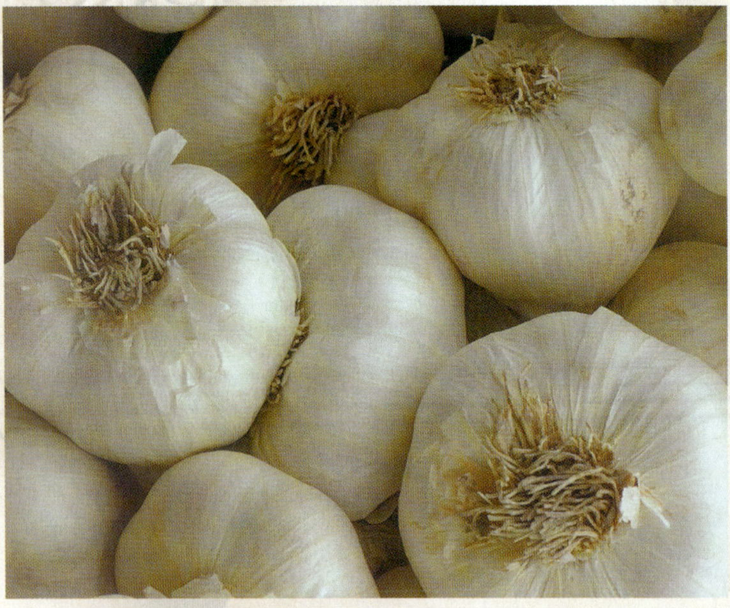

Informieren Sie Ihren Arzt, Apotheker oder Drogisten, wenn Sie:
- an Krankheiten leiden;
- Allergien haben;
- andere Medikamente (auch selbstgekaufte) einnehmen.

Schwangerschaft/Stillzeit

Darf Kwai während einer Schwangerschaft oder in der Stillzeit eingenommen werden?

Während der Schwangerschaft und in der Stillzeit darf Kwai nur nach Befragung Ihres Arztes eingenommen werden.

Dosierung/Anwendung

Wie verwenden Sie Kwai?

Wenn vom Arzt nicht anders verordnet:
Erwachsene nehmen 3-mal täglich 2 Dragées unzerkaut mit etwas Flüssigkeit zu den Mahlzeiten ein. Die Einnahme während längerer Zeit (2–3 Monate) ist empfehlenswert, sollte jedoch mit dem Arzt besprochen werden.
Halten Sie sich an die in der Packungsbeilage angegebene Dosierung. Wenn Sie glauben, das Medikament wirke zu schwach oder zu stark, so sprechen Sie mit Ihrem Arzt, Apotheker oder Drogist.

Unerwünschte Wirkungen

Welche Nebenwirkungen kann Kwai haben?

Gelegentliche Magenbeschwerden oder allergische Hautreaktionen (Jucken, Rötung).

Allgemeine Hinweise

Was ist ferner zu beachten?

Arzneimittel sollten für Kinder unerreichbar aufbewahrt werden.
Das Medikament darf nur bis zu dem auf dem Behälter mit EXP bezeichneten Datum verwendet werden. Weitere Auskünfte erteilt Ihnen Ihr Arzt, Apotheker oder Drogist, der über die ausführliche Fachinformation verfügt.

Zusammensetzung

1 Dragée Kwai enthält: 100 mg Knoblauchpulver sowie Hilfsstoffe.

Verkaufsart

In Apotheken und Drogerien, ohne ärztliches Rezept.

Autoren und Redaktion
Prof. Dr. med. J. P. Schadé (Herausgeber)
Prof. Dr. H. Jongkind, Prof. Dr. med. H. Krayenbühl, Prof. Dr. med. J. Noseda
Dr. pharm. F. Alltag, Dr. H. Giessen, Apotheker

Unter Mitarbeit von Autoren und Redaktoren der
- Complete Encyclopedia of Medicine & Health (2006)
- Encyclopédie Médecine & Santé (2004)
- De Grote Medische Encyclopedie (2007)

Wissenschaftliche Beratung
Prof. Dr. med. J. Bossy, Prof. Dr. med. F. Derom, Prof. Dr. K. Heinkel, Prof. Dr. med. H. Kakahi, Prof. Dr. med. S. Obrador, Prof. Dr. H. Pletscher, Prof. Dr. med. S. Ullberg

Forschung
Dr. med V. Anderson, Thomas Baumann, N. Duyn, Alessandra Frank, Lara Gaemperli, Dr. H. Houtzager, V. Rsedon Khangsar, Rolf Rueedi

DTP Studio
Irma Weima, www.escape-dtp.nl

Alle Informationen in diesem Buch sind von Verfassern, Lektorat und Verlag sorgfältig erwogen und geprüft worden; einen Ersatz für eine medizinische Betreuung jeglicher Art stellen sie aber nicht dar. Eine Haftung der Autoren, der Redaktoren, des Verlages, der von ihm beauftragten Fachlektoren und des Handels für etwaige Personen-, Sach- und Vermögensschäden, die sich aus dem Gebrauch dieses Buches ergeben, ist ausgeschlossen.

Copyright
Genehmigte Sonderausgabe für Bellavista
Bellavista ist ein Imprint des
Karl Müller Verlages – Silag Media AG, Liebigstr. 1, 40764 Langenfeld

Gesundheit zum Nachschlagen und weitere Tipps unter:

www.Tipp-Gesundheit.com